Dr Edmond SAINTIVE
ANCIEN EXTERNE DES HOPITAUX DE PARIS

✳ ✳ ✳ TRAITEMENT DES FISTULES STERCORALES CONSÉCUTIVES AUX HERNIES CRURALES ÉTRANGLÉES ✳

PARIS

C. NAUD, ÉDITEUR

3, RUE RACINE, 3

1903

Dʳ Edmond **SAINTIVE**

ANCIEN EXTERNE DES HOPITAUX DE PARIS

TRAITEMENT DES FISTULES STERCORALES CONSÉCUTIVES AUX HERNIES CRURALES ÉTRANGLÉES

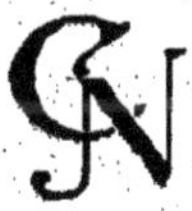

PARIS

C. NAUD, ÉDITEUR

3, RUE RACINE, 3

1903

A LA MÉMOIRE DE MA MÈRE

A LA MÉMOIRE DE MON PÈRE

MEIS ET AMICIS

INTRODUCTION

M. Paul Delbet eut l'occasion, au mois de juillet dernier, d'intervenir pour une fistule stercorale datant de un mois et consécutive à une hernie crurale étranglée. Malgré une opération rapide, la malade succomba dans le collapsus quelques heures après. Frappé de certaines particularités qu'il avait rencontrées au cours de l'intervention, notre maître nous conseilla de consacrer au traitement de ces fistules le sujet de notre thèse. C'est dire que l'observation inédite qu'il a bien voulu nous communiquer formera l'appoint original de notre travail. Nous sommes heureux de saisir cette occasion de lui témoigner toute la reconnaissance que nous lui conservons pour les nombreux conseils qu'il nous a prodigués pendant notre année d'externat chez M. Le Dentu.

Nous n'oublions pas nos premiers maîtres de l'École de Reims et nous remercions particulièrement les P^{rs} Colleville et Jacquiset à qui nous sommes redevables de nos connaissances en clinique interne.

Arrivé à Paris, nous avons eu la bonne fortune de

passer quelques mois dans le service de M. Faisans et nous perfectionner ainsi dans l'auscultation du poumon.

L'année d'externat que nous avons passée à Necker nous a formé à la pratique de la chirurgie courante. Nous conserverons toujours le souvenir des leçons de M. le Pr Le Dentu ; qu'il nous permette de lui témoigner toute notre reconnaissance pour l'honneur qu'il nous fait en acceptant la présidence de notre thèse.

GÉNÉRALITÉS SUR LES FISTULES
STERCORALES

Définition. — On doit comprendre, à l'exemple de M. Jeannel, sous le nom générique de fistules stercorales:

1. *L'anus contre nature,* caractérisé par une large perte de substance portant à la fois sur les parois abdominale et intestinale et livrant passage à la totalité ou à la plus grande partie des matières. M. Polosson le caractérise en disant : ce qui le distingue surtout, c'est qu'il joue pathologiquement le rôle physiologique dévolu à l'anus normal.

Désigné sous le nom d'anus contre nature accidentel lorsqu'il résulte d'un processus pathologique, il prend spécialement le terme d'anus artificiel lorsqu'il est établi chirurgicalement.

2. *Les fistules stercorales ou intestinales,* dont l'orifice met en communication directe ou par un court trajet la cavité intestinale et la surface cutanée. Leur caractéristique physiologique est de ne livrer passage qu'à une partie seulement du contenu intestinal.

3. *Les fistules pyo-stercorales* qui présentent soit une cavité suppurante, soit un long trajet sinueux et suppurant interposé entre la peau et l'intestin.

Étiologie. — Les fistules stercorales ont des origines multiples. Les fistules consécutives aux hernies étranglées reconnaissent en particulier deux origines distinctes.

1. *Chirurgicale.* — Au cours d'une intervention pour hernie étranglée, le chirurgien trouve une anse sphacilée et la fixe à la paroi.

2. *Spontanée.* — La hernie étranglée est abandonnée à elle-même. Il y a gangrène et phlegmon stercoral et ainsi a été assurée naturellement l'évacuation du contenu intestinal.

Constitution générale d'un anus contre nature. — Tout anus contre nature comprend deux bouts d'intestin accolés entre eux en canons de fusil ou divergeant suivant un angle plus ou moins aigu. De ces deux bouts, l'un supérieur livre passage aux matières intestinales, l'autre inférieur en est quelquefois séparé par une cloison. Cette cloison qui forme séparation entre les deux bouts s'avance plus ou moins vers l'orifice cutané. Elle porte le nom d'éperon. L'éperon est-il très prononcé, les matières ne peuvent passer par le bout inférieur; s'il l'est peu ou n'existe pas, elles peuvent s'évacuer par l'anus.

L'anse composante de l'anus contre nature s'ouvre tantôt directement à la peau; et c'est le cas lorsque l'anus est établi par le chirugien, tantôt au contraire elle en est séparée par un canal pariétal au fond duquel s'ouvre l'orifice intestinal. Désigné par Scarpa sous le nom d'entonnoir membraneux, par Dupuytren sous celui d'infundibulum, ce canal ne s'observe que dans le cas d'anus contre nature consécutif à un phlegmon stercoral.

Évolution de l'anus contre nature. — Dans les cas heureux où n'existe pas d'éperon, la circulation des matières pouvant se rétablir par le cours normal, on observe un rétrécissement de l'anus contre nature qui devient alors fistule stercorale proprement dite. Dans des cas exceptionnels, on peut même voir survenir la cicatrisation complète des fistules.

Quoi qu'il en soit, ces fistules herniaires, résultant le plus souvent d'une opération d'urgence, ne doivent être considérées que comme transitoires. D'ailleurs la vie sociale de ces malades est intolérable. L'écoulement continu des matières, l'odeur qu'elles répandent, tiennent les malheureux porteurs de cette infirmité dans l'éloignement de leurs semblables.

De plus, les nombreuses complications auxquelles ils restent soumis font au chirurgien un devoir d'intervenir.

Aussi conçoit-on que cette cure des fistules stercorales ait de tout temps préoccupé les chirurgiens. Ce n'est cependant que depuis une époque peu éloignée que leur thérapeutique en est devenue vraiment efficace. Grâce à l'antisepsie en effet on a pu aborder franchement l'anse intestinale perforée et régler l'intervention sur l'état des lésions constatées.

De nombreux travaux se sont succédés sur cette question depuis plusieurs années. Mise à l'ordre du jour, elle fut souvent traitée dans les réunions savantes, ainsi qu'en témoignent les rapports du Pr Le Dentu et de M. Chaput.

Toutefois nous avons cru intéressant d'étudier la thérapeutique d'une partie limitée de ces fistules, celles qui sont consécutives aux hernies crurales étranglées.

Rassemblant les observations publiées ces dernières années, nous appuyant sur l'anatomie pathologique des anus contre nature cruraux, nous tâcherons de faire ressortir les procédés opératoires appelés à donner les meilleurs résultats dans cette région si spéciale du canal crural.

ANATOMIE PATHOLOGIQUE

Ainsi que nous l'avons dit plus haut, il faut dans une fistule stercorale considérer : 1° l'orifice cutané ; 2° le trajet ; 3° l'anse composante.

Nous citons ces différentes parties dans l'ordre même où elles se présentent au chirurgien examinant le malade au point de vue des déterminations à prendre.

1. *Orifice cutané.* — Situé au-dessous de l'arcade crurale, l'orifice présente des dimensions variables. Tantôt assez large et de forme ovalaire, tantôt au contraire il est très petit, imperceptible même comme dans le cas de Bonfilio Garriga. Toutes les variantes entre ces deux extrêmes sont d'ailleurs possibles. Ce que nous avons rencontré le plus fréquemment, c'est l'orifice admettant l'extrémité du petit doigt (Le Dentu, Makins). Remarquons d'ailleurs que la grandeur de l'orifice n'est pas stable. Tout dépend souvent de l'étiologie de la fistule. C'est ainsi que les anus contre nature spontanés, formés après gangrène herniaire, sont larges au début, mais peuvent ensuite se réduire. Les anus cruraux créés par le chirurgien, sont au contraire à orifice large. L'importance que la

grandeur de l'orifice présente au point de vue pratique a trait à l'exploration des deux bouts intestinaux. Contrairement à ce qu'on aurait pu prévoir *a priori* dans l'anus crural, l'exploration de l'intestion fut possible dans 14 cas sur 21.

L'orifice n'est pas toujours unique, bien que ce soit la règle. Parfois la paroi abdominale présente à sa surface plusieurs orifices fistuleux qui se réunissent dans l'intérieur de l'infundibulum ; c'est la forme dite en pomme d'arrosoir, les matières intestinales se faisant jour, à l'extérieur, par des clapiers multiples (Obs. de Bonfilio Garriga). Mais la disposition de ces orifices multiples peut être différente. C'est ainsi que chez le malade de Herezel, il y avait trois orifices fistuleux. Un seul laissait passer les matières intestinales, les deux autres résultant de l'ouverture d'un abcès-sous-cutané. Dans la seconde observation d'Ollier, il y a 4 orifices, 3 supérieurs, au-dessus de l'arcade ; 1 inférieur au-dessous ; ce dernier seul était en communication avec l'intestin. Le troisième cas de Jeannin nous montre enfin deux orifices séparés par un pont cutané et livrant tous deux passage aux matières intestinales.

Nettement visible dans la plupart des cas, surtout lorsqu'il a été établi chirurgicalement, l'orifice demande quelquefois à être recherché, pouvant être dissimulé sous une croûte (Makins).

La peau de la région présente un aspect caractéristique. Elle est rouge violacé, souvent eczémateuse, presque toujours recouverte d'excoriations et de pustules. Ces lésions sont causées par l'irritation incessante que provoque l'écoulement des matières intestinales et détermine chez les malades des cuissons très douloureuses. Nous ne signalons que pour mémoire l'érysipèle de la paroi abdominale, complication rare aujourd'hui, mais observée autrefois dans la période pré-aseptique.

Toutefois cette irritation incessante n'est pas sans influencer la vitalité de la peau qu'entoure l'anus contre nature et comme tout organe chroniquement irrité, elle subit la transformation scléreuse. Alors que l'anus contre nature de récente formation est entouré de tissus souples, dans les cas anciens on ne trouve que tissus durs cicatriciels, sans aucune tendance à la réparation. Notons que ces lésions sont d'autant plus étendues et plus profondes qu'elles datent de plus longtemps.

Dans l'anus contre nature chirurgical, on voit au pourtour de l'anus faire saillie une masse mamelonnée, épaisse, rouge violacé. C'est une éversion de la muqueuse intestinale. Assez peu prononcée le plus souvent, elle donne quelquefois lieu à une véritable complication. C'est ainsi que dans l'observation de Bœckel, on nota une véritable hernie se présentant sous la forme d'un long boudin de 16 à 18 centimètres. Notons que cette complication ne s'observe que dans l'anus contre nature artificiel.

II. *Trajet.* — Dans l'anus contre nature accidentel, c'est-à-dire consécutif à un phlegmon stercoral, l'intestin est soudé aux parties profondes de la paroi abdominale. Il entre donc en communication avec l'extérieur par l'intermédiaire d'un canal pariétal dont les parois sont tapissées par une invagination de l'épiderme.

Dans l'anus artificiel au contraire, l'intestin ayant été suturé directement à la peau, il n'existe pas de canal pariétal, ou, si l'on veut, ce canal est tapissé par la muqueuse intestinale.

La forme de ce canal est d'ailleurs des plus variables. S'il est large, évasé en cratère, il permet assez facilement l'exploration de l'intestin et facilite, le cas échéant, les diverses interventions ; telle par exemple, qu'une application d'entérotome. Si au contraire il est très étroit, long et creusé en entonnoir, l'exploration devient très difficile et l'entérotomie impraticable. Sa direction n'est pas constamment perpendiculaire à la paroi. De plus sa forme est loin d'être stable. Sa cicatrisation contribue à rétrécir son calibre et sous l'influence de l'infection continue, des abcès peuvent se former dans la paroi et de nouvelles fistules se faire jour à l'extérieur, compliquant ainsi la première.

III. *Anse composante.* — L'anse composante appartient toujours à l'intestin grêle (dans nos 21 cas). Elle donne lieu à un écoulement de matières épaisses, semi-liquides. L'inanition des malades est d'autant plus grande que l'anse perforée appartient à un segment plus haut situé. Elle peut même créer, comme dans le cas rapporté par Guinard à la Société de Chirurgie, une indication à l'intervention rapide. Dans cette observation, en effet, le pansement était souillé par une matière verdâtre ressemblant à de la bile presque pure. Notons toutefois que c'est le seul cas analogue que nous ayons rencontré ; dans les observations que nous rapportons, il est rare que les malades dépérissent du fait de leur fistule. Celle de M. Delbet seule perdait peu à peu ses forces.

A. *Position de l'intestin.* — Dans les cas classiques, les deux bouts de l'intestin sont accolés en canons de fusil, séparés l'un de l'autre par un éperon. Elles peuvent diverger plus ou moins fortement et s'entre-croiser. Les deux bouts ne sont pas toujours sur le même plan latéral : bout inférieur en avant, bout supérieur en arrière (cas de Delbet). Les adhérences au sac sont nombreuses, celles de l'anneau crural ont été aussi fréquemment observées.

B. *Structure.* — Les deux bouts intestinaux présentent des altérations de structure bien étudiées. Le bout supérieur est ordinairement épaissi, augmenté de volume, dilaté en forme d'ampoule (Obs. de Delbet, Pousson, Jeannin, etc...). Ce fait est surtout apparent lorsque l'anus contre nature fonctionne depuis un certain temps. L'épaississement ne résulte pas, ainsi que le croyait Dupuytren d'une hypertrophie de la musculeuse intestinale ; mais, ainsi que l'a démontré Patel, d'une infiltration de diverses couches cellulaires sous-muqueuse. Cette hypertrophie est donc fonction de l'inflammation. Il en résulte que bien qu'épaissie, la paroi instestinale est à ce niveau plus friable et moins stable. Il sera donc contre-indiqué de faire des sutures en ce point.

Quant au bout inférieur, il suit une évolution inverse, surtout lorsque la présence d'un éperon rend impossible le cours des matières par la voie normale. Privé de sa fonction il se rétrécit et s'atrophie. A cette cause s'en ajoute une autre, la constriction exercée par l'anneau crural. C'est ce qui arriva dans l'observation de M. Delbet où le bout inférieur était oblitéré. Même fait fut observé par M. Chaput chez un malade de Terrillon. Dans un cas de Jeannin enfin, la constriction du bout inférieur par l'anneau était telle qu'on ne put l'explorer avec le petit doigt.

Ces lésions sur les deux bouts intestinaux ont des dimensions variables peu précisées par les auteurs. On peut admettre qu'elles s'étendent de 4 à 5 centimètres environ de chaque côté de la perte de substance, car dans l'entérectomie, on a presque toujours réséqué 10 centimètres d'intestin.

C. *Perte de substance.* — La perte de substance siège d'ordinaire sur la convexité de l'anse. Elle présente des dimensions variables depuis le simple pertuis jusqu'à la vaste ulcération intéressant tout ou partie de la circonférence intestinale (cas de M. Delbet). En moyenne, elle varie de la grandeur d'une pièce de 1 franc à celle de 2 francs.

La séreuse péritonéale avoisinante est d'ordinaire épaissie et infiltrée, et peut même offrir dans sa profondeur de petits abcès sous-séreux.

TRAITEMENT

En abordant la question traitement, nous entrons dans la partie intéressante du sujet, car si l'anatomie pathologique et la symptomatologie n'ont donné lieu qu'à un petit nombre de monographies, elles n'en ont pas moins été étudiées par les anciens.

La thérapeutique, au contraire, n'est entrée dans une voie vraiment féconde que le jour où l'antisepsie a permis d'aborder franchement l'abdomen. Elle s'est ressentie des progrès incessants de la chirurgie intestinale. Aujourd'hui le malade atteint de fistules crurales post-herniaires peut et doit guérir. Mais nous verrons que les difficultés sont souvent considérables. Elles tiennent surtout à la manière dont s'est constituée la fistule. En ce sens, il existe toute une série de précautions à prendre au moment où l'on intervient sur une hernie crurale gangrenée. Ces précautions ont pour but de mettre les parties dans les conditions les meilleures au point de vue de l'intervention secondaire ; c'est en quelque sorte le traitement préventif de ces fistules, que nous étudierons avant le traitement curatif.

Avant d'aborder l'étude de ces deux chapitres, il n'est peut-être pas sans intérêt de parler des soins à donner à un malade atteint d'anus crural.

Il est un point bien établi par l'anatomie pathologique, c'est l'état érythémateux eczémateux dans lequel se trouve la peau qui entoure la fistule. Cette complication est pour ainsi dire, inévitable tant que l'orifice anormal livre passage aux matières intestinales ; nous la trouvons du reste signalée dans presque toutes nos observations. Il faut donc autant que possible atténuer l'irritation de la peau ou même en prévenir l'apparition. Il est évident que le traitement chirurgical sera dans ce cas le plus efficace car il rétablit le cour des matières, et supprimant ainsi la cause, fait cesser les effets. Toutefois le traitement médical peut aussi, dans certains cas avoir d'heureux résultats et nous n'en voulons pour preuve que l'observation de Bonfilio Garriga (Obs. I) où survint la guérison spontanée.

La médication consistait d'abord dans un régime nutritif liquide : bouillon, lait et vin de quinquina. Des lavages de la région crurale avec de la décoction de quinquina, camphrée ou phéniquée, furent institués pour combattre l'inflammation de la peau. Des lavements et des purgations étaient aussi donnés à la malade pour rétablir les fonctions intestinales. Le bien fondé de cette dernière indication est d'ailleurs prouvé par les faits.

« Pendant les premiers jours en effet, dit Bonfilio Garriga, grâce au précieux auxiliaire qu'on appelle lavement, grâce aussi à l'extrait de belladone donné à dose purgatives, nous obtînmes des selles par la voie ordinaire ; mais ayant ensuite cessé tout traitement, tous les excré-

ments et tous les gaz sortirent par les trajets fistuleux
formés. »

Les lavements et les purgations semblent donc avoir un
effet heureux dans le rétablissement du cours des matières ;
toutefois il ne faudrait pas compter sur un résultat aussi
favorable dans tous les cas ; les conditions anatomiques
devaient favoriser ici la fermeture spontanée de la fistule.
Aussi ne suivrons-nous pas cet auteur dans les commen-
taires dont il fait suivre son observation, préconisant dans
tous ces cas l'abstention chirurgicale.

Quant à l'alimentation liquide et aux lavages souvent
renouvelés de la région crurale, même avec de l'eau bouillie ordinaire, ce sont deux indications qui restent recom-
mandées par tous les auteurs.

Nous ne rappellerons que pour mémoire les cautérisations sur l'orifice fistuleux aussi que les attouchements à
la teinture d'iode. Ces pratiques ne paraissent donner de
résultats que dans les cas ayant une grande tendance à la
guérison spontanée.

I. — Traitement préventif.

Nous ne discuterons pas la question de savoir si en face d'une hernie crurale gangrenée, mieux vaut faire l'entérectomie avec entérorraphie ou l'anus contre nature. Étant donné le titre de ce travail, nous n'envisageons que les cas où, soit par défaut d'organisation, soit en raison de l'infection, soit enfin en raison du mauvais état général du sujet, on est obligé de renoncer à toute intervention radicale.

On se trouve en face d'une hernie crurale gangrenée ancienne ou grave. L'entérectomie avec entérorraphie est impossible. Que faut-il faire : abandonner les choses en état, aboucher l'intestin à la peau ou faire un anus contre nature.

1° Abandonner l'anse à elle-même, c'est s'exposer à des phlegmons graves, à des fistules intarissables ; enfin, après l'élimination, à une cicatrisation irrégulière avec sténose du bout inférieur, étant donné l'étroitesse de l'anneau crural. C'est ce qui arriva dans le cas de M. Delbet (Obs. XVII). Bien que cette pratique soit souvent suivie parce qu'elle est la plus simple, on peut affirmer sans crainte qu'elle est déplorable. C'est précisément dans ces cas qu'on se trouve en face de difficultés très grandes au moment de la cure ultérieure de la fistule.

2° Aboucher l'intestin à la peau, c'est en quelque sorte abraser tout ce qui est situé en dehors de l'anneau de constriction : en fixant en outre à la paroi les points de l'anse qui sont sains, on s'oppose à la rétraction de l'intestin dans le ventre et à la péritonite consécutive. Cette méthode est bonne, car elle permet de désinfecter la région gangrenée et phlegmoneuse. Elle s'oppose dans une certaine mesure au danger de contamination péritonéale. Elle laisse toutefois subsister l'étranglement herniaire proprement dit, exposant ainsi aux sténoses qui rendront très difficiles l'exploration de l'intestin et l'application des appareils et qui, en tout cas, s'opposent à la cure spontanée de la fistule.

3° L'anus contre nature au contraire est une opération simple et réglée. Elle permet, avec un minimum de dangers, de s'assurer de l'état des parties. Le chirurgien se trouve obligé d'intervenir sur l'agent d'étranglement, d'attirer au dehors l'anse malade. Faisant porter sa suture sur l'intestin sain, il évite l'accident quelquefois observé dans le cas précédent : l'ulcération de l'intestin enflammé dans le ventre. En outre, l'anus une fois établi, les deux bouts de l'intestin se trouvent abouchés à la peau, largement ouverts, séparés par un éperon et sans l'intermédiaire d'infundibulum. C'est donc, à tous points de vue, le procédé de choix.

M. Chaput a conseillé de faire en même temps que l'anus contre nature une entéro-anastomose latéro-latérale un peu au-dessus de la partie herniée. Le cours des matières serait ainsi immédiatement rétabli et l'anus aurait plus de chances de guérir spontanément. M. Paul Delbet a, dans cet ordre d'idées, fait construire une pince emporte-pièce dont chacun des mors s'introduit dans un orifice intestinal et qui une fois serrée, crée cette anastomose sans recourir aux sutures. M. Delbet n'a employé son appareil que sur des animaux. Il n'a pas donné de résultats assez constants pour être essayé chez l'homme. Il a du reste renoncé à cette méthode pour les deux raisons suivantes : ou bien le malade est très affaibli et mieux vaut faire l'opération aussi courte que possible, et se contenter de l'anus contre nature ; ou bien il est en état de supporter une intervention complexe et mieux vaut dans ce cas l'entérectomie suivie d'entérorraphie.

En résumé, toutes les fois que l'entérorraphie ne sera pas applicable, nous estimons qu'il faut faire un anus contre nature correct. On facilitera ainsi la tâche ultérieure du chirurgien.

II. — Traitement curatif.

En face d'une fistule stercorale, un chirurgien a à sa disposition :

A. La méthode extra-péritonéale.

Cette méthode comprend :

1. L'avivement simple avec sutures, avec ou sous autoplastie ;

2. La kentrotomie suivie ou non d'avivement et de suture de la fistule.

B. La méthode intra-péritonéale.

Elle comprend :

1. L'entérorraphie latérale ;

2. L'entérectomie suivie d'entérorraphie circulaire ;

3. L'entéro-anastomose :

a) Simple ;

b) Avec exclusion ;

c) Avec résection intestinale.

Peut-on juger ces méthodes par les résultats qu'elles donnent. Il suffit de consulter le tableau situé à la fin de ce travail pour voir que toutes les méthodes ont donné des succès. Toutefois du cas mortel observé par M. Delbet, et où la malade était très affaiblie, se dégage cette conclusion que dans ce cas, il avait fallu s'abstenir d'une opération trop complexe. Mais il faut entrer dans l'examen attentif de chacune des méthodes pour se rendre compte de leur valeur.

A. — Méthode extra-péritonéale.

1. Avivement simple et suture.

Nous n'entrerons pas dans le détail des procédés de suture de Velpeau, Nélaton, Chassaignac, Chaput, Jeannel, etc., c'est œuvre de médecine opératoire. Nous dirons seulement que pour fermer une fistule stercorale, il faut décoller la peau de la muqueuse : suturer la muqueuse pour sa part et réunir les parois superficielles avivées par des points de suture.

Que peut-on obtenir par ce procédé? Il est difficile à appliquer dans la plupart des cas, car, ainsi que nous l'avons vu, l'orifice est profond. De plus les sutures appliquées sur un intestin malade tendent à couper. Si la fistule s'est faite spontanément, le bout inférieur est le plus souvent rétréci, donc le cours des matières ne pourra pas se rétablir. Si au contraire l'anus contre nature est d'origine chirurgicale, il y a un éperon, et dans ce cas aussi persistera l'obstacle à la circulation des matières. Théoriquement cette méthode est donc mauvaise. Elle repose d'ailleurs sur une fausse interprétation des phénomènes, car elle suppose que dans la fistule la perte de substance est tout. En réalité, si les matières s'écoulent au dehors ce n'est pas tant parce que la paroi intestinale fait défaut en un point, c'est surtout parce que les matières ne trouvent pas leur libre cours vers le bout inférieur. Cette opinion se trouve confirmée par les résultats. C'est ainsi que chez l'opéré de Mordret (Obs. IV) l'avivement simple dehors par deux fois, bien que précédé de kentrotomie. Dans l'observation de Makins au contraire, cette méthode eut un plein succès, mais il est à noter que pratiquée le 21 août l'avivement fut fait sur une fistule qui ne laissait plus passer de matières depuis le 28 mai.

La méthode de l'avivement et de la suture ne doit donc être employée que dans les cas où persiste une petite fistulette sans tendance à l'écoulement des matières.

Elle est aussi recommandable dans les cas où une opération a déjà rétabli la cicultation intestinale ; c'est ainsi que dans le cas relaté par Sikora, l'avivement intervint heureusement comme complément d'une entéro-anastomose.

2. Kentrotomie.

La kentrotomie, inventée par Dupuytren, est une opération qui consiste à détruire l'éperon des anus contre nature de manière à rendre directe et large la communication entre le bout supérieur et le bout inférieur.

Ce fut pendant de longues années le seul procédé reçu en chirurgie. L'antisepsie étant alors inconnue, les méthodes intra-péritonéales étaient impraticables. Cette opération s'exécute de deux manières :

a) Par l'écrasement (méthode de Dupuytren) ;

b) Par section (méthode de Richelot et Chaput).

a) Pour que cette opération se fasse dans de bonnes conditions, il faut que l'entérotome soit enfoncé assez loin, qu'il soit placé parallèlement à l'axe de l'intestin ; sans quoi la section de l'éperon se ferait en largeur et non en longueur et le but proposé serait manqué. Il faut serrer l'instrument assez fortement. A ce moment, l'opéré présente d'ordinaire quelques troubles : nausées, pâleur de la face, coliques.

Le pansement doit soutenir l'entérotome et l'empêcher de ballotter. Souillé continuellement par les matières fécales, il sera aussi fréquemment renouvelé. L'instrument tombe d'ordinaire vers le huitième jour. A ce moment si la destruction de l'éperon est complète, le cours des matières se rétablit par la voie normale ; sinon, une seconde kentrotomie est alors indiquée et peut se faire après huit jours de repos.

b) Dans la méthode de section, il faut pouvoir attirer l'éperon au dehors. A cette difficulté se joint celle de faire des sutures dans les anus étroits.

De ce qui précède il est facile de voir combien cette méthode sera peu souvent applicable dans les anus cruraux. C'est un point sur lequel M. Chaput avait déjà attiré l'attention à la *Société de chirurgie,* en 1894.

En effet, ce n'est pas par l'infundibulum souvent étroit de la fistule crurale qu'il sera aisé de reconnaître l'éperon. D'ailleurs, pour peu que la lésion soit avancée, le rétrécissement, voire même l'oblitération, du bout inférieur contre-indiqueraient souvent cette méthode.

L'entérotomie a été employé quatre fois dans nos observations.

Chez la malade du Pr Le Dentu, la pince-entérotome de Collin fut appliquée sur une longueur de 3 centimètres. L'opération fut complétée dans la suite par une entérorraphie latérale.

Boeckel eut aussi de bons résultats de son application d'entérotome ; la fistule fut fermée ultérieurement par une entérorraphie latérale.

Mordret et Renou furent moins heureux. Le malade du premier subit deux applications d'entérotome avec succès incomplet puisque la fistule laissa toujours écouler des matières intestinales, quand à la seconde elle subit aussi deux kentrotomies, mais sans résultat.

Dans ces quatre cas l'exploration était possible, l'anus contre nature étant d'origine chirurgicale. La cure spontanée de la fistule reste donc une exception, même quand l'éperon est une fois détruit et la règle est la persistance d'une petite fistule.

B. — Méthode intra-péritonéale.

1. Entérorraphie latérale.

L'entérorraphie latérale consiste essentiellement dans la suture de la perte de substance intestinale, après ouverture du péritoine.

Indiquée dans les cas où la perforation intestinale est minime, car elle donne lieu, dans le cas contraire à un rétrécissement du calibre intestinal. De plus cette opération ne sera possible qu'autant que les lèvres de la plaie seront saines, les adhérences facilement décollables.

Employée par M. Le Dentu (Obs. III) comme opération secondaire à l'entérotomie, elle peut être faite comme opération primitive lorsqu'il n'existe pas d'éperon. Pour Senn même, l'entérotomie ne serait pas utile, la libération des adhérences suffisant à faire disparaître l'éperon. Le mode d'exécution des opérateurs est assez variable, mais il est certaines précautions habituelles qu'il ne faut pas oublier : réduire le contenu intestinal par des purgatifs répétés, administrer des antiseptiques intestinaux, mettre le malade à la diète 24 heures avant l'opération.

Certains auteurs, comme Czerny et Billroth mènent une incision oblique à quelques millimètres de l'orifice, ouvrent le ventre, arrivent sur l'anse composante de l'anus, détachent les adhérences et procèdent à la suture. Quant à Senn il ouvre la cavité abdominale par une incision verticale après avoir circonscrit l'anus par une incision

ovalaire. Le point qui a préoccupé les chirurgiens est
d'éviter la contamination du péritoine par le contenu
intestinal, c'est pourquoi Czerny et Lenz font une suture
provisoire de l'orifice intestinal.

M. Le Dentu a décrit, à propos d'une de ses malades
de Necker, la technique qui lui permet de préserver le
péritoine.

Avant toute incision, une éponge maintenue par une
pince est introduite dans l'intestin. Une incision verticale
est arrêtée d'abord à quelques centimètres de l'orifice. Après
avoir reconnu les deux bouts d'intestin, on les entoure de
mousseline aseptique jusqu'au ras de l'adhérence à la paroi
abdominale. L'incision primitive est prolongée jusqu'au
bord supérieur de l'orifice dont on sépare l'ouverture
intestinale avec les ciseaux mousses. Libération de l'intestin qui est amené au dehors sur un lit de compresses
aseptiques. On nettoie l'anse intestinale et on procède à
la suture par deux plans : un muco-muqueux et un séro-
séreux. La paroi abdominale est ensuite fermée en laissant
dans l'ancien orifice de l'anus une mèche de gaze iodoformée comme drainage.

Ce manuel opératoire, tout en mettant le péritoine à
l'abri des souillures intestinales permet de se rendre dès
l'abord un compte exact des lésions : adhérences, état des
deux bouts de l'intestin. Il offre de plus l'avantage de
permettre toute intervention autre que l'entérorraphie latérale, telle qu'une entérectomie ou une entéro-anastomose.

Employée trois fois (Le Dentu, Renou, Bœckel), cette
opération a donné de bons résultats. A peine la libération

de l'anse composante fut-elle un peu difficile dans le cas de Boeckel ; notons cependant qu'il manque d'observations d'anus cruraux où cette opération eût été primitive ; dans nos trois cas, elle fut précédée d'entérotomie.

2. Entérectomie.

L'entérectomie consiste à sectionner deux fois l'intestin pour extirper la portion comprise entre ces deux sections avec ou sans le mésentère afférent. Elle doit être complétée par un second temps opératoire qui rétablit le cours des matières. Donc deux actes opératoires distincts :

1° La résection de l'anse fistuleuse ou entérectomie proprement dite ;

2° L'entérorraphie circulaire.

Résection de l'intestin.

Nous ne rappelons ici que pour mémoire les précautions antiseptiques à prendre ainsi que la préparation du malade.

Il existe différentes techniques ayant surtout trait à la façon d'ouvrir le péritoine et d'aborder l'anse malade.

Billroth fait une double incision circulaire tout autour de l'anus et poursuit sa dissection jusqu'à l'anse malade comme pour une entérorraphie ; mais une fois l'intestin libéré, il le résèque. Trendelenburg fait aussi une incision parallèle au ligament de Poupart, mais à une distance de 5 à 6 centimètres de l'anus afin de ne pas opérer en tissus malades. Après coprostase faite par compression digitale, il sectionne l'intestin et procède à l'entérorraphie circulaire. Quant aux deux bouts de l'intestin, il les invagine en les retournant en doigt de gant. Détachant alors les adhérences à la paroi, il résèque l'anus et ses anses.

Gangolphe a décrit en 1896 un procédé qui ressemble beaucoup à celui de Billroth : incision ovalaire circonscrivant l'anus, mais s'exécute en tissu sain. A la partie supérieure, boutonnière péritonéale par laquelle il passe le doigt, contournant alors le pédicule formé par l'intestin adhérent à la paroi. Il se rend compte ainsi de l'étendue des adhérences. Si l'entérectomie lui paraît possible, il résèque l'intestin et une partie de la peau avoisinant la fistule.

Quant à la manière de sectionner l'intestin nous ne nous y arrêterons pas. Après coprostase faite manuellement ou par des pinces, on sectionne l'intestin suivant une ligne perpendiculaire à l'axe du canal. Le mésentère doit alors préoccuper le chirurgien. Il a à sa disposition l'incision simple, la résection triangulaire ou losangique. Ce point a peu d'importance. Notons cependant qu'il faut en faire une suture soignée et avoir soin de ne pas enlever le mésentère au niveau de la future ligne de réunion des deux bouts intestinaux ; ce serait s'exposer à un sphacèle ultérieur.

Entérorraphie circulaire.

C'est l'opération complémentaire. Elle a pour but de rétablir la circulation des matières par l'anastomose bout à bout. Deux moyens s'offrent à cet effet : la suture ou l'emploi des boutons.

Ainsi que nous le verrons plus loin, les deux méthodes ont donné des succès presque égaux. Certains auteurs repoussent cependant la suture et n'admettent que l'emploi des boutons. Ils s'appuient sur ce fait que l'entérorraphie avec boutons permet un adossement des séreuses qu'on n'obtiendrait avec la suture qu'au prix d'un rétrécissement du canal. Ajoutons que l'acte opératoire est ainsi abrégé, la suture étant toujours longue et minutieuse, ce qui n'est pas sans importance chez des malades souvent affaiblis.

Nous avons réuni 9 cas où cette intervention fut pratiquée, 7 fois avec entérorraphie circulaire par suture, 2 fois avec entérorraphie circulaire par les boutons. La mort fut observée dans un cas (Ollier). L'entérorraphie circulaire y avait été faite par les sutures, tous les autres cas ont été suivis d'un plein succès. Ce cas mortel n'apporte aucune preuve pour ou contre l'une des deux méthodes ; l'autopsie soigneusement pratiquée n'a permis de constater aucune lésion pouvant expliquer cette issue funeste.

L'entérectomie suivie d'entérorraphie paraît au premier abord une opération idéale. Elle enlève complètement l'intestin malade, elle rétablit immédiatement la circulation intestinale. Il semble qu'on ne puisse rien désirer de mieux.

Cela est vrai, mais elle exige, pour être pratiquée avec toutes chances de succès, de nombreuses conditions qui se trouvent rarement réalisées : ces conditions sont les suivantes :

1° Il faut que les deux bouts intestinaux aient un calibre sensiblement égal ;

1° Il faut que les adhérences soient peu nombreuses et se laissent libérer facilement ;

3° Il faut enfin que les parois intestinales ne soient pas altérées dans une trop grande étendue, ce qui nécessiterait une résection intestinale trop importante.

Notons cependant que la condition énoncée au 1° ne doit pas être prise dans un sens trop rigoureux. Nous n'en voulons comme exemple que le cas de M. Pousson. Trouvant en effet chez son malade un bout inférieur rétréci, ce chirurgien croyait devoir renoncer pour cette cause à l'entérorraphie circulaire. Mais une exploration attentive lui permit de constater que ce bout intestinal était facilement dilatable et lui permit de réaliser l'opération qu'il s'était proposée.

3. Entéro-anastomose.

L'entéro-anastomose consiste à créer entre deux anses intestinales un orifice de communication anormale.

L'entéro-anastomose comprend trois variétés :

1° L'entéro-anastomose simple ;

2°   —   avec résection ;

3°   —   avec exclusion.

1° L'entéro-anastomose simple peut s'exécuter de différentes manières. Elle peut être latéro-latérale (c'est l'opération de Maisonneuve), termino-latérale, etc.

Dans l'entéro-anastomose simple on établit une communication entre deux anses intestinales le plus près possible de l'anus contre nature, mais en tissus sains : on referme le ventre sans toucher à la fistule. Bien faite, cette

entéro-anastomose suffit à rétablir le cours des matières ;
la sécrétion de l'orifice anormal devient nulle ou insignifiante. Que devient l'anse intestinale sous-jacente à la
communication intestinale par entéro-anastomose? Elle
s'atrophie. C'est ce qui résulte des expériences faites par
Lenz et Reichel sur des animaux. Une intervention
secondaire sera nécessaire pour fermer ultérieurement la
fistule. L'avivement simple avec suture suffira le plus
souvent.

Sikora rapporte dans sa thèse l'observation d'une
malade atteinte d'anus contre nature consécutif à une hernie crurale étranglée et chez qui M. Ricard pratiqua l'entéro-anastomose. On peut se rendre compte par cette
observation combien les suites opératoires furent simples.
Cette méthode présente plusieurs avantages qui sont les
suivants :

Elle rétablit le cours normal des matières sans exposer
le péritoine à une contamination.

Elle peut se faire sans que la largeur entre les bouts
intestinaux soient de même calibre : et il suffit de lire nos
observations pour voir que nombreux sont ces cas dans
les anus cruraux.

De plus on établit la communication aussi large qu'on
le désire par cette réunion latérale.

Notons enfin que cette opération est rapide, sans
manœuvres compliquées ; ce qui devra souvent, en dehors
de toute autre intervention, lui faire donner la préférence
chez les malades affaiblis.

2° L'entéro-anastomose avec résection intestinale a
été pratiquée par M. Delbet. Le résultat fut mortel. Notre

maître, ayant voulu faire une opération idéale, fit une opération complexe. Ce fut sans doute la cause de son insuccès, car la malade très affaiblie mourut de shock dans la nuit qui suivit l'opération.

3° L'exclusion de l'intestin arrive comme troisième méthode. Nous dirons de suite que d'une façon générale l'exclusion avec oblitération totale doit être abandonnée, c'est l'opinion de tous les chirurgiens. L'exclusion avec occlusion partielle lui doit être préférée. Il n'y a qu'à laisser ouvert l'orifice de la fistule, qui constitue une soupape de sûreté.

Cette méthode fut pratiquée par Schwartz (Obs. XVIII). Après implantation du bout inférieur sur le bout central et fermeture du bout supérieur, il exclut les deux fragments de l'anse herniée après avoir suturé leurs extrémités supérieures. Résultats opératoires parfaits, la fistule se ferme d'elle-même après quelques cautérisations au thermocautère. M. Chaput après anastomose latérale a aussi pratiqué l'exclusion mais par un procédé différent (Obs. XXI). Il a pratiqué la ligature des deux bouts intestinaux avec deux lanières de gaze iodoformée : ces lanières furent éliminées par l'orifice fistuleux cinq mois après l'intervention. Guérison spontanée de la fistule.

Von Eiselberg (Obs. XIX) relate aussi un cas d'exclusion où une petite portion d'intestin privée de son mésentère fut abandonnée dans la cavité abdominale. La fistule guérit spontanément.

Notons enfin l'observation de Salinas où l'exclusion fut accompagnée du retournement en doigt de gant des deux segments exclus.

Tous ces cas d'exclusion intestinale ont été suivis de guérison spontanée de la fistule. Est-ce une raison pour préférer cette méthode à l'entéro-anastomose simple avec opération autoplastique secondaire ? Nous ne le pensons pas pour cette raison que l'entéro-anastomose demeure l'opération la plus simple et que si l'autoplastie consécutive devient nécessaire, elle est sans danger, puisqu'elle est une intervention extra-péritonéale. Notons d'ailleurs qu'au cas où la fistule ne se tarirait pas après exclusion de l'anse malade, elle nécessiterait une résection intestinale, opération toujours sérieuse.

En résumé, nous voyons que l'anastomose latérale simple ou opération de Maisonneuve est rapide, se fait dans une région aseptique et crée, sans crainte de rétrécissement une large dérivation au cours des matières.

Elle a pour elle la simplicité et la sécurité, l'exclusion au contraire est plus longue, plus compliquée, plus difficile.

OBSERVATIONS

Observation 1

Bonfilio Garriga. — In *Gaceta Medica catalana*, Barcelona, 1891,
n° 6, p. 164-166.

*Inflammation d'une hernie crurale étranglée terminée par la gangrène
du sac avec formation spontanée d'un anus artificiel et de fistules
stercorales consécutives. Guérison.*

Il s'agit d'une femme âgée d'environ cinquante ans, de tempérament nerveux et de constitution normale qui, depuis déjà longtemps, portait du côté droit une hernie crurale. Cette hernie lui causait souvent de l'embarras par ses saillies fréquentes à travers l'orifice crural et elle avait pris l'habitude de la réduire elle-même au moyen de fomentations chaudes. Nous vîmes la malade pour la première fois au milieu du mois d'octobre dernier. Une vingtaine de jours auparavant, elle avait souffert d'un étranglement de sa hernie qu'elle n'avait pu réduire comme les autres fois, et cet étranglement lui avait occasionné des vomissements répétés et une grande douleur abdominale. Les vomissements cessèrent d'une façon spontanée, mais la douleur persista comme seul symptôme. Ce fut assez pour attirer l'attention de notre malade et pour la décider à venir nous consulter.

Au premier examen, elle offrait la physionomie d'une personne qui vient de souffrir beaucoup; le faciès était encore un peu grippé; il y avait une grande faiblesse, un grand abattement, et l'on pouvait constater un pouls faible, rapide, une sorte d'angoisse abdominale, pas de vomissements, une mais langue sale et une soif inextinguible.

Au niveau de la hernie, on pouvait noter une tuméfaction dure, violacée, s'étendant en bas et en dedans jusqu'à la racine de la cuisse. Du côté de l'aine, météorisme abdominal léger sur les côtés mêmes de la tuméfaction. Cette dernière était douloureuse spontanément ; la douleur était augmentée par la moindre pression ainsi qu'il arrive dans toutes les inflammation de la séreuse péritonéale.

Étant donnée la symptomatologie ci-dessus mentionnée, il nous parut que pour le moment le diagnostic était : inflammation de hernie et non étranglement, car les symptômes n'avaient rien de trop brusque ni de trop alarmant, et leur marche était lente et en quelque sorte rassurante, puisque la douleur abdominale n'était pas aiguë, puisqu'il n'y avait ni météorisme généralisé, ni vomissements fécaloïdes ; puisqu'aussi bien la tuméfaction était plus douloureuse à la pression, enfin il n'y avait pas de réaction fébrile ainsi que nous l'avons déjà noté.

Application de sangsues pour diminuer la tuméfaction inflammatoire qui existait ; mais au lieu de se résorber, cette tuméfaction se gangrena — c'est d'ailleurs une terminaison fréquente dans ces cas-là — à cause de l'étranglement dont souffrent les tissus et des petites dimensions de l'anneau crural.

Les jours qui suivirent l'apparition de cette gangrène, il se fit une élimination de pus et de tissus gangrenés et la communication s'établit entre la peau et les parois de l'intestin par *plusieurs trajets* fistuleux qui donnaient un liquide âcre et fétide. Coulant constamment sur les bords de l'ulcération, ce liquide maintenait les tissus dans un état perpétuel d'inflammation et d'irritation qui causait à la malade une vive cuisson et l'empêchait de dormir.

Pendant les premiers jours, grâce au précieux auxiliaire qu'on appelle lavement, grâce aussi à l'extrait de belladone à doses purgatives, nous obtînmes des selles par la voie ordinaire ; mais la malade ayant ensuite cessé tout traitement, tous les

excréments et les gaz sortirent par les trajet fistuleux, maintenant ainsi la peau excoriée et ulcérée, ce qui occasionnait à la
malade des douleurs intolérables. Son extrême faiblesse et son
abattement augmentant progressivement, nous craignions une
terminaison fatale, soit par infection septique généralisée, soit
par inanition par manque d'assimilation et d'absorption des
matières alimentaires.

Heureusement la médication employée (l'auteur l'indique
plus loin) nous fit concevoir quelque espérance. Au milieu de
novembre la suppuration profuse des trajets fistuleux était notablement diminuée; à cette même époque le cours des matières
fécales commença à se rétablir par les voies naturelles et il y eut
une selle par jour. En même temps que l'état local, se modifiait
l'état général. La malade se sentait mieux, était moins énervée,
moins agitée, reposait tranquillement la nuit pendant des heures
entières. Il n'y avait plus la moindre trace de fièvre et peu à
peu disparaissait cet état de faiblesse et de prostration que nous
avions constaté au début de la maladie.

Pendant la deuxième quinzaine de novembre la suppuration
disparut complètement des trajets fistuleux et la cicatrisation se
mit à faire des progrès rapides. A partir de ce moment-là, tout alla
de mieux en mieux, les selles devinrent de plus en plus normales,
la malade put abandonner complètement son régime exclusivement
lacté et recommencer à marcher appuyée sur une canne. Enfin
vers la fin du mois de décembre, l'état général était très satisfaisant, les trajets fistuleux étaient presque complètement cica-
trisés et la malade pouvait être considérée comme absolument
guérie.

La médication employée consistait d'un côté en alimentation
nutritive liquide : bouillon, lait, vin de quinquina comme tonique
et reconstituant, d'autre part en lavement et purgation (extrait de
belladone) pour rétablir les fonctions digestives. Le traitement
local consistait simplement en lavages avec de la décoction de
quinquina camphrée et phéniquée pendant les premiers jours et
en application de pommade iodoformée pendant les semaines

suivantes. Enfin quand les trajets fistuleux étaient déjà en voie
de cicatrisation on mit du baume samaritain.

OBSERVATION II

MAKINS (G. H.). — *Lancet*, London, 1896, II, 1754-1755.

Hernie fémorale étranglée, gangrène de l'intestin, section extra-péri-
tonéale du rétrécissement, fistule fécale, opération plastique. Gué-
rison.

Le malade est un homme de 59 ans qui depuis une quinzaine
d'années, présente une hernie fémorale à droite et depuis environ
dix mois une grosseur atteignant à peu près les dimensions
d'une petite noix et siégeant dans la région inguino-fémorale à
gauche. La hernie de droite est facilement réductible et d'ailleurs
elle a toujours été ainsi ; mais la petite tumeur de gauche est
irréductible. Jusqu'à il y a 3 semaines environ, ses dimensions
et sa situation sont restées identiques, mais le 24 avril dernier,
cette tuméfaction devient douloureuse, sensible, tendue. Quelques jours après elle devient plus grosse et elle est très rouge à
sa surface. Pendant ce temps les selles étaient régulières, le
malade n'avait pas de nausées mais souffrait de flatuosités cons-
tantes. Le 1er mai, on perçoit dans la tumeur une fluctuation très
nette et le malade présente le soir une température de 112°
Fahrenheit. On fait une incision transversale de la tuméfaction ;
il s'en écoule du pus très fétide en quantité assez considérable.
Cette simple intervention suffit à calmer la douleur et à faire
tomber la fièvre et le 2, un lavement ordinaire amène l'évacuation facile d'une selle abondante. Néanmoins la petite plaie
donne toujours du pus dans lequel on peut constater une forte
odeur fécaloïde. Le 5 mai, le ventre qui jusque-là, avait été mou
et plat, s'enfle tout à coup et se distend, l'état général devient
mauvais, la face est grippée, les extrémités froides ; on note des
vomissements fécaloïdes et une constipation absolue. Le malade
est admis à l'hôpital. Voici les résultats de l'examen à son entrée

dans le service : homme déjà vieux, débilité, présentant tous les
symptômes d'une grande détresse physique, faciès péritonéal,
langue sèche et saburrale, vomissements fécaloïdes, extrémités
froides, sueurs profuses, température : 99° de Fahrenheit, pouls
à 110, abdomen très enflé, dur, mouvements péristaltiques très
actifs du côté du petit intestin, douleur abdominale très vive et
diffuse ; du côté gauche de l'aine on trouve une petite ouverture
pleine de croûtes d'où sort du pus très fétide. On décide une
opération d'urgence devant le mauvais état général. Le malade
est amené à la salle d'opération et anesthésié. On incise l'ouverture cutanée, on y trouve mêlés un lambeau de péritoine gangrené
et une portion d'intestin et une portion d'intestin en très mauvais état ; on fait un tamponnement minutieux de telle sorte que
rien ne puisse entrer dans l'intérieur de l'intestin ; on introduit
ensuite le doigt dans l'anneau, vers le haut, juste contre le ligament de Poupart. On mène une incision, toujours vers le haut,
à partir de l'ouverture jusqu'au delà du doigt sous-jacent. Cette
incision est agrandie jusqu'à ce que le ligament soit divisé en
entier.

On glisse alors l'extrémité de l'index dans l'intestin, on se débar-
rasse des adhérences circumjacentes et on extirpe la masse péritonéale gangrenée. Les matières fécales ne sortent pas tout de suite
par cette ouverture mais quelques heures après, le malade ayant
été rapporté dans son lit, il y a une issue considérable d'excréments
et en douze heures la distension abdominale disparaît complètement. Les vomissements ne reparaissent plus et l'état général
s'améliore en quelques jours d'une façon surprenante. En fait
l'histoire du malade ne présentait rien d'inquiétant à ce moment-
là. Vers le milieu de mai, l'ouverture s'était progressivement
rétrécie et refermée à peu près complètement. Néanmoins la
plupart des déjections passaient par cet endroit, présentant très
nettement le caractère de fèces spéciales produites par le petit
intestin. Le 28 mai, une selle complète fut évacuée par le rectum
et, à partir de ce moment-là, les intestins recommencèrent à
fonctionner très régulièrement et la fistule arriva à se rétrécir

tellement qu'il fut désormais impossible d'y passer l'extrémité du petit doigt; en même temps le pus disparaissait et l'issue des matières diminuait notablement. Comme l'âge et la faiblesse du malade contre-indiquaient une intervention sur la fistule, on le laissa tranquillement au lit jusqu'au 21 août, époque où le rétrécissement était à son maximum. On se décide à pratiquer une opération plastique.

Malgré tous les soins de propreté minutieuse la peau est indurée et enflammée sur tout le pourtour de la fistule. On la dissèque sur une largeur de deux pouces environ et on la sépare de la muqueuse sous-jacente. L'intestin est libéré sur une étendue d'un demi-pouce dans la cavité fistuleuse, sans empiéter cependant sur la cavité péritonéale. Une suture suivant le procédé de Lembert est passée à travers ces surfaces à vif. Un lambeau de peau tenant par ses deux extrémités à la paroi abdominale est attirée au-dessus de cette suture, de façon à oblitérer complètement la surface de la suture intestinale. Un tamponnement à la gaze iodoformée, très exactement appliqué, complète l'opération. Ce pansement est laissé jusqu'au neuvième jour après l'opération, car le malade est tout à fait apyrétique. Le 30 août cependant on constate une certaine odeur dans le pansement et il y a une petite quantité de pus mêlé au contenu intestinal qui sort par la plaie opératoire. Depuis ce moment le pansement est renouvelé trois fois par jour. Progressivement le pus disparaît et le 16 novembre il n'y en a plus trace. Le malade reste au lit environ pendant quatorze jours pour ne pas être exposé à faire un effort dans la direction de la cicatrice; après cela il quitte bientôt l'hôpital tout à fait guéri.

OBSERVATION III

LE DENTU (*Congrès de Chirurgie*, 1895).

Anus contre nature crural, consécutif à un étranglement herniaire
Kentrotomie et entérorraphie successive. Guérison.

Jeune femme de 26 ans, entre à l'hôpital Necker, salle Lenoir,

le 18 mai 1895. Elle a été atteinte d'étranglement herniaire et
soignée à Limoges en octobre 1894. Actuellement elle présente
dans la région inguino-crurale droite un orifice qui n'admet difficilement que le bout du petit doigt, mais par où s'échappe
une grande partie des matières fécales. La muqueuse intestinale,
en prolapsus peu prononcé, offre deux orifices qui se laissent
refouler sans peine jusqu'au point où le petit doigt est arrêté.

Après ces constatations, je m'arrête au plan que voici : com-
mencer par la kentrotomie lente et terminer la cure par l'entérorraphie. Le 28 mai, la malade étant anesthésiée à l'éther, je
constate que le relâchement de la paroi abdominale permet l'introduction de l'index et l'exploration complète de l'intestin. Il
existe un éperon, mais en réalité peu prononcé, assez cependant
pour que je donne suite à ma première idée. J'applique la pince
entérotome de Collin, et je m'assure que les mors pincent l'intestin sur une longueur de 0^m,03. Huit jours après elle tombe,
sans que la malade se soit plainte à aucun moment d'une douleur
ni d'une gêne.

La malade est alors purgée deux fois, soumise à l'antisepsie
intestinale pendant cinq jours et à la diète absolue pendant
24 heures.

Le 11 juin, six jours après la chute de la pince, je pratique
l'entérorraphie latérale. Je commence par une incision verticale
sur le bord du muscle grand droit de l'abdomen, à près de 14
centimètres au-dessus de l'orifice anormal. J'arrête provisoire-
ment cette incision à 2 ou 3 centimètres de son bord supérieur.
La cavité péritonéale ayant été ouverte, je constate que l'ouverture siège sur une des dernières anses de l'intestin grêle. Les
deux bouts sont juxtaposés sur une longueur de plusieurs centimètres. Entre eux le mésentère tassé forme un éperon assez prononcé. Le bout supérieur est notablement dilaté, mais le bout
inférieur n'est pas réellement rétracté. La différence de calibre
n'a rien de très frappant.

J'enveloppe avec soin l'anse intestinale jusqu'au pourtour de
l'anus contre nature avec des compresses de mousseline aseptique

qui l'isolent absolument des parties voisines de la séreuse. Cette
précaution étant prise et une petite éponge ayant été introduite
par l'orifice anormal, je prolonge l'incision jusqu'au bord supérieur de ce dernier, puis j'en sépare l'ouverture intestinale avec
des ciseaux mousses, en ayant bien soin d'éviter la lésion de la
veine crurale ou de la veine saphène à son embouchure.

Une fois l'intestin dégagé, je l'amène au dehors et je le cou-
che sur un lit de compresses aseptiques. Deux pinces à compression étant placées au-dessus et au-dessous de l'orifice, je
nettoie avec soin l'anse intestinale, précaution presque superflue
d'ailleurs, car elle ne laisse rien échapper au dehors. La section
de l'éperon a rendu à l'intestin toute la largeur désirable, une
suture suivant l'axe lui conservera à peu près son calibre normal.
Les dimensions de l'orifice sont maintenant bien plus considérables qu'avant la dissection des adhérences. La longueur de la
perte de substance après abrasion de la muqueuse exubérante,
est d'environ $4^{cm},5$. Il faut 10 points transversaux de suture
muco-muqueuse et 11 points séro-séreux pour que l'occlusion
soit parfaite

Il ne reste plus qu'à fermer la plaie de la paroi abdominale et
l'orifice cutané de l'anus anormal ; je fais la suture à deux étages
que j'emploie habituellement, le profond musculo-séreux, en
surjet, au catgut, le superficiel à points séparés, au crin de Flo-
rence. Une mèche de gaze iodoformée est placée à sa partie inférieure au point correspondant à l'anus contre nature.

Suites excellentes. Jeûne absolu le premier jour. Eau bouillie
et lait stérilisé les jours suivants. Extrait thébaïque à la dose
de 5 centigrammes pendant quatre jours. Alors laxatif léger
et premières garde-robes sans incidents. Un peu de suintement
par le trajet de la mèche. Guérison complète en une quinzaine
de jours.

OBSERVATION IV

Dr MORDRET, du Mans. — Rapporteur, CHAPUT (*Société de Chirurgie*, 1896).

*Anus contre nature consécutif à une hernie gangrenée. Suture par
abrasion. Guérison.*

Il s'agit d'une femme de 50 ans, à qui le Dr Gouyaud a fait, il
y a 10 ans, un anus contre nature pour une hernie crurale droite
étranglée et gangrène. Quelques mois après le Dr Gouyaud
appliqua l'entérotomie et fit ensuite l'avivement et la suture de
l'orifice. A la suite de cette opération, la fistule resta complètement fermée pendant une vingtaine de jours, puis une fistule
s'établit qui s'agrandit de plus en plus, jusqu'à reproduction de
l'état primitif.

Une seconde tentative, précédée également d'une application
d'entérotome échoua dans les mêmes conditions.

Depuis quelques mois l'orifice s'est agrandi et la malade est
obligée de porter une pelote pour empêcher dans la mesure du
possible l'écoulement des matières — par l'anus vrai, la malade
rend chaque jour des matières — et des gaz.

Au moment de l'examen de M. Mordret, la malade présentait,
dans la région crurale droite, un orifice bordé de muqueuse
mesurant le diamètre d'une pièce de 2 francs. La peau voisine
est convertie en tissu de cicatrice dans une zone de 5 centimètres
tout autour de la fistule.

Le doigt introduit a quelque peine à sentir les reste de
l'éperon et à s'engager dans les deux bouts. Une sonde œsopha-
gienne pénètre profondément dans les bouts supérieurs et infé-
rieurs.

Après avoir soumis le malade au régime lacté pendant plusieurs jours, à des lavages de la fistule à l'eau boriquée et lui
avoir donné du naphtol (1 gramme par jour), M. Mordret procède à l'opération le 4 décembre 1895.

La malade est anesthésiée à la cocaïne (solution 1 pour 100,
injection 1 vingtième, attouchements). M. Mordret exécute alors

une incision circulaire à 4 centimètres de l'orifice, il décolle la peau et libère l'intestin dans une étendue de $1^{cm},5$. Il avive largement les bords de l'intestin, décolle la muqueuse, l'invagine en dedans et la fixe dans cette position par des sutures à la soie fine. Il suture ensuite face interne contre face externe, les musculeuses avivées. Un drain de sûreté est placé dans l'intestin à la partie extérieure. La peau est suturée aux crins. Un autre drain est placé sous la peau à la partie interne. La malade est mise à la diète absolue pendant la première journée, on lui administre aussi de l'opium, pendant la nuit on lui permet quelques gorgées d'eau. A partir du deuxième jour, alimentation lactée, le sixième jour calomel et lavements, le dixième, ablation des fils. Dès le lendemain on trouvait quelques matières qui s'étaient écoulées par le drain extérieur, le drain intérieur était supprimé.

Le drain intestinal fut peu à peu diminué, puis supprimé au bout d'une quinzaine de jours. Le trajet fistuleux après quelques cautérisations au nitrate d'argent se ferma complètement.

Elle revint chez elle le 6 janvier, complètement guérie. M. Mordret a appris depuis qu'elle avait éliminé encore un point de suture et qu'il s'était écoulé un peu de matière, mais que cette fistulette s'était rapidement fermée sous l'influence de cautérisations argentifères.

OBSERVATION V (Résumée).

BOECKEL. — *Société de chirurgie*, 1890.

Marguerite M..., 78 ans. Entre le 13 avril 1899, porte depuis 20 ans hernie crurale gauche. Atteinte de bronchite chronique, hernie étranglée depuis 3 jours, vomissements porracés, fétides, pouls à peine perceptible.

Kélotomie. — Débridement de la peau. Anse intestinale présentant 2 plaques de sphacèle très rapprochées l'une de l'autre, est suturée à la peau à 1 centimètre de distance des points gangrenés. Au bout de 24 heures, excision des parties gangrenées et ouverture de l'intestin. Nouvelle suture de précaution de l'intestin à la peau. A l'ouverture de l'intestin, il s'échappe des matières glaireuses. Irrigation de l'intestin pour le vider.

Peu à peu la malade reprend. Nourriture avec des œufs, lait et bouillon. Au bout d'une quinzaine de jours selles liquides, mais l'écoulement incessant de liquides par l'anus produit tout au pourtour du sillon génito-crural un eczéma qui tourmente beaucoup la malade.

Intestin hernié déborde les bords de la plaie de 3 à 4 centimètres. Application de l'entérotome dans le sens transversal. Résection de 2 centimètres d'intestin. Instrument laissé en place pendant 24 heures.

2 jours après, 13 mai. — Entérotomie des deux bouts de l'intestin avec l'entérotome ordinaire de Dupuytren qui pénètre de 4 centimètres.

Le 14 mai. — On enlève l'entérotome, pas d'accidents.

Le 19 mai. — Les selles passent par l'anus normal. L'orifice se rétrécit insensiblement, l'eczéma tend à disparaître, l'état général est excellent. Les choses continuent ainsi, l'état de la malade s'améliorant toujours, mais l'anus contre nature n'a aucune tendance à se refermer spontanément. De plus, il se produit une évagination de l'intestin à travers l'anus artificiel, de sorte que l'on constate chaque jour une véritable hernie se présentant sous l'aspect d'un long boudin recouvert de muqueuse et long de 16 à 18 centimètres.

La réduction en est facile mais la reproduction l'est tout autant.

Aussi l'on décide de faire l'entérorraphie.

6 juin. — On purge la malade.

7 juin. — Opération.

Circonscrivant le pourtour de l'anus qui ne mesure plus actuellement que 1^{cm},5 de pourtour, par une incision elliptique menée à 3 centimètres de ses bords et comprenant par conséquent 3 centimètres de peau, je cherche à isoler l'intestin et à le décoler du sac auquel il avait été suturé. Cette manœuvre est longue et laborieuse surtout au début, tant les adhérences sont intimes. Elles s'étendent sur une longueur de 1 centimètre et demi et à partir de là le décollement est aisé. Je le poursuis sur une étendue de 5 à 6 centimètres de manière à n'être pas gêné dans les manœuvres ultérieures. Attirant alors au dehors cette anse ainsi libérée, je procède à la suture des bords de l'anus suivant le procédé de Lembert, c'est-à-dire par renversement et accolement des séreuses.

On complète le décollement du sac qui est réséqué après ligature. Suture de la peau. Pansement compressif sans drainage.

Le soir même, la malade rend des gaz par l'anus, le lendemain elle a une selle moulée.

Apyrexie complète. Au bout de 8 jours, plaie réunie sans suppuration.

OBSERVATION VI
Dr RENOU *(Résumée)*
Bulletin de la Société Médicale d'Angers, 1889.

Perte de substance sur la partie convexe de l'anse.

Anus séparé par un éperon. L'anus inféro-interne était l'orifice du bout supérieur, disposition aussi défectueuse que possible pour le rétablissement fonctionnel du bout superposé.

Entérotome 30 jours après l'opération de la hernie étranglée. Infundibulum paraît suffisant, rien ne passe dans le bout inférieur.

Deuxième application de l'entérotome sans résultat.

Opération. — Débridement à droite et à gauche de l'anus. L'intestin très épais fut disséqué jusqu'à l'anneau comme une manchette. Les bords de cette manchette furent retournés en dedans, invaginés, suturés en invagination par 3 points à la Lembert.

OBSERVATION VII
PATEL. — *Lyon médical*, 1901.

Il s'agit d'une femme de 61 ans, porteur d'une hernie crurale gauche depuis 10 ans. La malade portait un bandage et sa hernie ne la gênait pas. Le 15 janvier 1901 se produisirent des phénomènes d'étranglement herniaire. Pendant 4 jours, il y eut des vomissements bilieux, absence de selles et de gaz, météorisme. La malade fut transportée à l'hôpital d'Yssingeaux. Son état était si précaire qu'on ne put faire d'entérotomie, on dut se contenter d'inciser le phlegmon pyo-stercoral. L'opération sauva la malade ; 2 jours après elle mangeait et son état s'améliora très vite. L'anus contre nature ainsi établi livra bientôt passage à toutes les matières. Il y a un mois que cet état persiste. Il n'y a pas d'amaigrissement prononcé.

Au niveau de l'anus contre nature on distingua deux orifices séparés par un éperon qui fait une saillie assez marquée. L'orifice supérieur est plus large : à son niveau, la muqueuse fait un peu saillie au dehors. Cet anus contre nature est incontinent et livre passage à des matières jaunâtres demi-liquides. Les aliments liquides passent par l'orifice peu après l'ingestion. Érythème autour de la plaie.

L'état général de la malade étant bon, l'anus contre nature ne présentant aucune tendance à une oblitération spontanée, une intervention est pratiquée. Elle est faite par M. Delore, le 25 février 1901. Une incision elliptique circonscrit l'orifice anal, on entre d'emblée dans le péritoine ; les deux segments de l'intestin accolés en canons de fusil sont reconnus et libérés des adhérences qui les entourent ; le segment supérieur est dilaté et épaissi, le segment inférieur rétréci et contracté. Le champ opératoire est circonscrit par des compresses de gaze, et les deux anses intestinales sont sectionnées à 5 centimètres environ de l'orifice extérieur. Une des moitiés du bouton de Villard est facilement placée à l'extrémité du bout supérieur, l'autre moitié est introduite difficilement dans le bout inférieur. Les tuniques intestinales doivent être tirées fortement pour permettre l'introduction. L'anastomose est ainsi pratiquée : ligature du mésentère en chaîne, ablation de la portion d'intestin mesurant environ 10 centimètres, fermeture du péritoine, pansement à plat.

SAINTIVE.   4

Les suites de l'opération furent des plus simples, à aucun moment il n'y eut de réaction péritonéale. Le bouton fut rendu 17 jours après l'opération.

Remarques. — 1° L'ouverture d'emblée du péritoine semble être la meilleure méthode pour opérer sûrement et intervenir facilement sur l'intestin.

2° L'anastomose avec le bouton est ici préférable à toutes les autres sutures (opération en 35 minutes).

OBSERVATION VIII

BUTLER (C.-A.). — *Méd. a Surg. monit. Indianopolis,* 1902, V, 3o8-31o.
Hernie crurale compliquée d'adhérences. Étranglement. Nécrose et perforation. Entéro-anastomose et guérison.

M. B..., boulanger, âgée de 56 ans, souffrant de douleurs plus ou moins inflammatoires et se reproduisant en crises nombreuses et aiguës. Ces douleurs circonscrivent le sac herniaire qui fait saillie par l'ouverture de la saphène droite. Par suite d'une erreur de diagnostic, on ne fit aucune tentative de réduction de la hernie avant l'arrivée du malade à New-Castle. La hernie date d'environ trois ans.

Le malade fut pris de sa dernière crise aiguë le 19 février 1902. Il quitta son travail et prit le lit, mais il ne fit pas appeler de médecin. Le jour où il fit venir le D' Gronendicke, celui-ci jugea son état si grave qu'il fit venir le D' Ferris en consultation. A la suite de cette consultation, ces deux médecins me firent venir dans l'après-midi du 21.

Les symptômes observés à ce moment sont les suivants :

Température : 102° Fahrenheit. Pouls : 120. Respiration superficielle et accélérée, teinté extrêmement livide, physionomie anxieuse, langue chargée, sèche et crevassée. Vomissements fécaloïdes persistants ; extrémités froides ; tympanisme et tension extrême de l'abdomen ; tumeur herniaire tendue ; sensible et fixe.

Nous décidons l'opération immédiate et amenons le malade à se laisser opérer 25 minutes après notre décision.

Anesthésie par le Dr Gronendicke; assistant : Dr Ferris.

J'incise la peau au-dessus du sac et le trouve complètement adhérent aux parties voisines et absolument noir. En décortiquant le tissu nécrosé, nous trouvons l'intestin adhérent au sac et exsangue. En libérant l'étranglement, nous voyons que les adhérences s'étendent au delà de la ligne de nécrose. Après l'ablation de tout le tissu nécrosé, on trouve une anse intestinale environnée d'adhérences péritonéales mais offrant une mauvaise teinte. Comme le chloroforme déprimait beaucoup la malade, et comme nous n'avions pas d'éther sous la main, nous avons fermé la plaie en partie, après avoir placé un drain et nous attendons les résultats. Le malade se remit et reprit des forces. Les couleurs devinrent meilleures, les gaz et les matières passèrent par le rectum. Les vomissements persistèrent pendant 24 heures et cessèrent.

Au bout de 48 heures, alimentation liquide. La langue se nettoie et tous les symptômes observés donnaient espoir lorsque, à partir du septième jour, le tympanisme commença à réapparaître avec apparition de péristalisme et tenesme. Perforation de l'intestin qui s'était aminci et passage des matières fécales par un orifice fistuleux. Les symptômes généraux laissant croire à un pronostic fâcheux persistèrent seulement deux ou trois jours. Malgré l'évacuation malpropre des matières l'état du malade devint meilleur et le 14 mars, nous jugeons que ses forces sont suffisamment revenues pour nous permettre de faire l'entéro-anastomose.

Après avoir fait venir Miss, G. Anna Paul, infirmière diplômée d'Indianopolis, pour préparer le malade et disposer la salle d'opérations dans les meilleurs conditions possibles, nous commençons la deuxième intervention.

Anesthésie par le Dr Gronendicke qui cette fois emploie l'éther. Assistants : Dr Ferris..., etc.

Je commence l'intervention en faisant une irrigation de la fistule stercorale avec une solution saline chaude, suivie d'un curetage complet du trajet fistuleux avec la curette de Wolkmann. Le trajet est ensuite fermé et tamponné à la gaze stérilisée.

— 52 —

L'abdomen fut ensuite entièrement lavé et c'est alors que l'on fit un nouveau champ opératoire. Partant à un pouce ou un pouce et demi de la crête iliaque antéro-supérieure, l'incision est menée parallèlement au ligament de Poupart, à un pouce environ au-dessus et sur une longueur de 4 pouces. Par cette ouverture la main est passée pour rompre les adhérences qui restent encore, on saisit l'intestin à l'endroit de sa perforation, on l'amène dans l'incision abdominale et on en fait sortir une portion suffisante pour rendre l'opération favorable.

La partie perforée de l'intestin est prise et serrée herméti-quement dans une compresse de gaze stérilisée par un assistant, puis ligature de l'intestin à trois pouces environ de chaque côté de la perforation, ainsi que du mésentère. Résection de 4 pouces 1/4 environ d'intestin plus ou moins sain avec résection en V du mésentère. Anastomose bout à bout avec le bouton de Murphy.

Une suture continue au catgut fin fut passée autour de la ligne de réunion pour renforcer la suture ; suture du mésentère de la même façon.

Le trajet fistuleux resta ouvert pour permettre le drainage.

Iodoforme et gaze iodoformée comme pansement.

Après l'anesthésie la température fut de 99°,5 Fahrenheit et le pouls à 110. Ce furent les chiffres les plus élevés auxquels arriva le malade après la deuxième opération.

Les progrès furent rapides ; nous fûmes retardés dans la gué-rison par la formation d'un abcès à une suture de la plaie supé-rieure. La plaie inférieure guérit parfaitement. Le bouton de Murphy fut évacué par le rectum au bout de 26 jours. La guéri-son fut complète et le 26 mai le malade reprenait ses occupations au bout de 95 jours.

OBSERVATION IX

(In *Thèse*, JEANNIN).

P. M..., 39 ans, entre à l'Hôtel-Dieu, salle Saint-Paul, le 15 août 1893.

La malade raconte qu'il y a 2 mois et demi, elle fut prise de vomissements, de douleurs au niveau d'une ancienne hernie crurale droite mal contenue.

Un phlegmon stercoral s'ouvrit à la paroi et depuis ce temps les matières ne passent plus par l'orifice anal.

Actuellement anus contre nature à orifice cutané assez large, revêtu dans le trajet de muqueuse. Le doigt pénètre dans une cavité, probablement l'ancien sac et l'on sent un éperon peu saillant. Les 2 orifices intestinaux peuvent être explorés. Les tissus au milieu desquels s'ouvre l'orifice cutané sont indurés mais non enflammés. Rien ne passe par le bout inférieur. Aucune tendance à la guérison spontanée à cause de l'éperon qui joue le rôle de valvule sur le bout anal. État général bon.

On prépare la malade à subir l'intervention, purgatif, lavements, bain.

Le 5 *septembre* on intervient. Anesthésie à l'éther. Incision périfistulaire se continuant en haut à une seconde incision parallèle à la première. On arrive à l'anus ; perte de substance sur les intestins plus large qu'une pièce de 1 franc. On débride et l'anse sur laquelle porte la perforation est amenée au dehors après décollement fait avec les doigts et en s'aidant de tractions légères. Résection de 6 centimètres d'intestin environ. Les surfaces que l'on se décide à affronter sont légèrement dépolies par l'ancien travail inflammatoire. La coupe est faite obliquement. On enlève un segment triangulaire du mésentère, 2 rangées de suture Czerny-Lembert à l'aiguille de Reverdin et au catgut chronique. Les bords s'affrontent bien. La réduction s'opère sans nouveau débridement de l'anneau. Gaze iodoformée dans le trajet. L'opération a duré 1 heure. T. le soir 37°,3. 2ᵉ jour, 38°, puis rejet de selle, le 6ᵉ jour, preuve de coliques. Guérison complète 25 jours après. Sortie le 12 octobre.

OBSERVATION X

(In *Thèse*, JEANNIN).

Ch. M..., 40 ans. Tramaye (Saône-et-Loire). Entrée à l'Hôtel-Dieu, salle Saint-Paul, 13 décembre 1892.

Cette femme portait depuis plusieurs années une hernie crurale droite sans bandages, arrivée à la grosseur du poing.

Un mois avant son entrée à l'Hôtel-Dieu, cette hernie s'étrangla. L'étranglement fut abandonné à lui-même et au 8e jour, il s'établit spontanément un anus contre nature.

À l'entrée, état général bon. Dans la région crurale droite on trouve un orifice étroit, du diamètre d'un porte-plume, livrant passage aux matières intestinales liquides ; rien ne passe par l'anus normal.

Le 18 *décembre* la malade est anesthésiée à l'éther. Incision cutanée ellipsoïde circonscrivant tout l'orifice ; dissection péri-fistulaire. On arrive au niveau de l'anneau crural où l'on reconnaît la face externe du sac, on le décole facilement du pourtour de l'anneau crural et on peut attirer l'intestin en dehors avec trac-tions légères faisant céder les adhérences.

Il existe une perte de substance d'une dimension d'une pièce de 1 franc. On fait l'entérectomie en tissu sain en donnant une direction oblique aux 2 coupes. Le bout inférieur est de dimen-sion notablement moindre.

Deux plans de suture à la Czerny sont exécutés au catgut chromique avec l'aiguille de Reverdin. Pour opérer sans effort, on débride l'anneau crural en avant, on ne ferme pas la plaie qui est bourrée de gaze iodoformée.

Les suites de l'opération ont été d'une simplicité parfaite. Il n'y a eu ni température ni réaction péritonéale.

Guérison en 15 jours.

OBSERVATION XI
In *Thèse*, JEANNIN.

V. C..., 67 ans, cultivatrice (Haute-Savoie).

Le 15 *mai* 1891, une hernie crurale droite, ignorée de la malade, s'étrangla. On appliqua les cataplasmes. Au 9e jour un abcès stercoral s'ouvrit spontanément et le cours des matières s'établit par cette ouverture.

Au début les évacuations consistaient en substances alimentaires peu modifiées ; elles prirent plus tard l'aspect de matières fécales liquides.

La malade entre le 25 juillet 1891, dans la salle Saint-Paul.

L'état général est resté bon. Dans la région crurale droite on trouve deux orifices du calibre d'un porte-plume à peine distant de 5 centimètres et livrant passage à des matières fécales liquides et jaunâtres.

La malade prétend qu'elle a quelques évacuations par l'anus mais en 5 jours elle n'a pu en donner la preuve.

Opération le 30 juillet. — Anesthésie à l'éther. L'exploration par le stylet indique une cavité sous-tégumentaire, mais ne donne aucun résultat en ce qui concerne l'examen des bouts intestinaux. On réunit les deux orifices par une incision parallèle et sous-jacente à l'arcade de 8 centimètres. On tombe dans une cavité, vraisemblablement la cavité du sac herniaire. Au fond vers l'anneau crural, on aperçoit un bout d'intestin épaissi, altéré par l'inflammation avec une perte de substance de la dimension d'une pièce de 20 sous. Le doigt par cet orifice pénètre dans l'anneau crural. La constriction est telle dans cet anneau qu'on ne peut introduire le petit doigt dans l'un et l'autre bout intestinal ; on débride alors l'anneau en dehors de la paroi intestinale. Le doigt peut être alors introduit et on explore le tube intestinal. Il n'y a pas d'éperon, il s'agit d'un pincement intestinal assez étendu.

Vu l'absence d'éperon on ne songe pas à l'entérotomie de Dupuytren. D'autre part la perte de substance est trop étendue pour qu'on se contente d'une fermeture de l'intestin par sutures en rapprochant les bords. On se décide à l'entérectomie.

Avec le doigt et à l'aide de tractions, on décolle les adhérences peu solides et peu étendues de l'intestin avec l'anneau et on attire au dehors une anse intestinale de 8 centimètre de longueur. On résèque à partir des parties altérées une longueur de 5 centimètres d'intestin grêle ; l'incision est faite obliquement et on pratique dans le mésentère l'incision d'un coin correspondant ; on procède alors à la suture intestinale ; on fait 2 plans de suture ; un plan séro-interstitiel et un plan séro-séreux. On se sert de fil de soie très fin monté sur des aiguilles courbes. L'intestin se réduit sans difficulté.

On ne ferme pas la plaie intestinale, on se contente de placer au voisinage de l'orifice une mèche de gaze iodoformée. La malade est mise à la diète les jours qui suivent l'opération. Apyrexie complète. On donne de l'opium sous forme d'extrait thébaïque à la dose de 10 centigrammes les jours qui suivent l'opération. On le suspend le 6e jour. A partir du 4e jour, lait et bouillon.

Rien à noter dans les suites de l'opération si ce n'est que le 10e jour on trouva dans le pansement un peu de matières fécales. La plaie fut lavée et le même accident ne se reproduisit plus.

La malade sort guérie le 23 août 1891.

OBSERVATION XII

In *Thèse*, OLLIER.

Thérèse R..., âgée de 60 ans, entre à l'hôpital le 28 août 1895. Elle est atteinte d'un anus contre nature siégeant au niveau de la région crurale droite. Cette lésion est consécutive à une gangrène herniaire et date de 2 mois.

A l'examen, on constate que l'orifice anormal est situé immédiatement au-dessous de l'arcade de Falloppe, au niveau de la partie moyenne de ce ligament. Les bords de cet orifice sont légèrement évasés, humides et fongueux, sur le pourtour on voit une zone eczémateuse d'une grandeur de la pièce de 5 francs environ. Çà et là sont quelques petites pustules. Les deux bouts de l'intestin sont facilement perméables à une sonde de caoutchouc ordinaire, mais l'éperon qui les sépare est très saillant et très épais. Les matières alimentaires apparaissent au niveau de l'anus artificiel 1 heure et demie environ après leur ingestion et donnent à supposer que la solution de continuité siège sur un point relativement élevée du tube intestinal. La nutrition se trouve de ce fait gravement compromise. Aussi la patiente a-t-elle beaucoup maigri, elle est maintenant faible, émaciée et sans vigueur.

On décide d'intervenir par l'incision abdominale, la résection de l'anse lésée suivie de la suture.

On prépare la malade à subir l'intervention : alimentation absolument liquide (lait, bouillon, vin), antiseptiques intestinaux, lavements quotidiens, pansement humides sur la lésion, purgatif l'avant-veille et le matin de l'opération.

Opération le 8 septembre. — Après désinfection du champ opératoire et anesthésie, on incise, parallèlement à l'arcade crurale, à 2 centimètres au-dessus d'elle, de l'épine iliaque au pubis. Les diverses couches musculo-aponévrotiques traversées, on ouvre le péritoine. Après dissection, l'anse est attirée à l'extérieur et on constate une perte de substance de la grandeur d'une pièce de 2 francs occupant la presque totalité de la circonférence de l'intestin. On résèque 4 centimètres du bout inférieur, 3 du bout supérieur et on réunit les 2 cylindres à l'aide d'un double point de sutures continues. On emploie pour cette suture une aiguille de couturière et du fil de soie très fin. On décrit 2 fois la circonférence en sens contraire de façon à entre-croiser les points de suture du premier plan avec ceux du second. L'anse suturée est bien lavée à l'eau bouillie, salée, chaude, et réduite dans la cavité abdominale. On résèque ensuite le trajet intrapariétal de l'anus et on ferme la plaie de la laparotomie en suturant les divers points de la paroi abdominale. Pansement antiseptique ordinaire.

La malade est placée dans le décubitus horizontal, les jambes légèrement fléchies, avec recommandation de rester immobile et de ne pas faire d'efforts. On la sonde 3 fois par jour pour vider la vessie.

Comme alimentation, champagne frappé et rhum en même temps qu'on proscrit à l'intérieur 0^{gr},05 d'extrait thébaïque et 2 grammes de benzonaphtol en 4 cachets.

9 septembre. — Malade va bien, nuit bonne.

Matin, T. 37°, P. 90.

Soir, T. 38°,5 P. 90.

10 *septembre.* — Nuit agitée. Malade anxieuse. T. 58°,3, P. 110. Ventre ballonné non douloureux à la pression. Dans la nuit nausées et vomissements, glace, champagne frappé et purgatif léger.

11 *septembre.* — État plus grave. Vomissements plus fréquents. T. 38°, P. 120, pas d'évacuation.

12 *septembre.* — Augmentation des symptômes précédents. Malade succombe dans la nuit du 12 au 13 dans un collapsus toujours croissant.

Autopsie. — Le ventre est très ballonné. A l'ouverture de l'abdomen les anses intestinales apparaissent fortement distendues par les gaz mais présentant la coloration normale. Pas de rougeur ni d'exsudat. Il n'y a pas de liquide dans le cul-de-sac de Douglas. On recherche la suture intestinale. Elle repasse plusieurs fois sous nos yeux sans qu'on remarque sa présence, c'est que le sillon déterminé par la juxtaposition et l'adossement des parois intestinales n'existe plus. Il a été comblé par un exsudat qui recouvre tous les fils ainsi que la ligne de réunion. Au niveau de la suture le calibre de l'intestin admet encore l'extrémité du petit doigt. L'orifice est situé au milieu d'un diaphragme formé par le retroussement des tuniques intestinales. Les points de suture avaient été bien tenus et la fermeture était partout hermétique. Il n'y avait pas eu effusion de matières intestinales dans la cavité péritonéale.

OBSERVATION XIII
In *Thèse,* OLLIER.

Marie M..., âgée de 56 ans, entre à l'hôpital le 22 septembre 1893. Elle raconte que depuis 15 ans elle est atteinte d'une hernie crurale droite qui se produisit insidieusement et ne fut jamais douloureuse. Depuis une dizaine d'années, elle portait pendant la journée un bandage qu'elle plaçait debout sur l'orifice de sa hernie, mais sans essayer préalablement de la faire rentrer, bien qu'elle pût le faire partiellement.

Dernièrement elle a vendangé pendant 13 jours, mais elle n'a pu continuer à porter son bandage que jusqu'au 10ᵉ jour, à cause des douleurs provoquées par la pression de l'appareil sur une plaque rouge qui est apparue au niveau de l'arcade crurale sans symptômes généraux ou locaux, comme fièvre, ballonnement du ventre, coliques, etc. Elle a cessé de travailler et s'est appliqué des cataplasmes de farine de lin. Trois ou quatre jours après, la peau s'est ulcérée et il est sorti du pus et des matières fécales. Elle a continué les cataplasmes jusqu'à son entrée à l'hôpital.

Actuellement on constate les faits suivants :

A la base du triangle de Scarpa, du côté droit, on constate une hernie grosse comme le poing, contenant sans doute de l'épiploon complètement irréductible. A deux ou trois centimètres au-dessus de l'arcade crurale et parallèle à elle, la peau est violacée et ulcérée, en trois points séparée par de petits ponts cutanés qu'on incise. Un autre trajet fistuleux vient s'ouvrir à la partie interne de la cuisse, à 4 ou 5 centimètres de la vulve.

La pression de l'abdomen fait sourdre par tous ces orifices une espèce de purée liquide jaunâtre, mêlée de bulles gazeuses liquides fines qui viennent crever à sa surface, c'est le contenu intestinal. Il sort en plus grande abondance 1 heure 1/2 après l'ingestion des aliments. Cependant la majeure partie des matières fécales suit les voies naturelles. Un stylet introduit dans les trajets supérieurs ne peut par aucun d'eux pénétrer dans l'intestin, d'ailleurs on n'insiste pas. Au contraire, dans le trajet inférieur, le stylet s'enfonce profondément et aboutit sans doute dans la cavité intestinale. On n'ose essayer de le faire ressortir par les trajets supérieurs.

On porte le diagnostic d'anus contre nature survenu à la suite de sphacèle d'une anse intestinale étranglée par le collet du sac ou bien et plus probablement comprimée entre le bandage mal placé et la branche horizontale du pubis. Sphacèle qui a permis l'issue des matières fécales, la formation d'un abcès stercoral et la fistulisation entéro-cutanée.

On prescrit le traitement préparatoire suivant : désinfection quotidienne de la région et des trajets fistuleux, compresses antiseptiques fréquemment renouvelées, alimentation exclusivement liquide (lait, bouillon, vin), 2 grammes de benzonaphtol dans les 24 heures en 4 cachets, on donne un lavement simple tous les jours, un purgatif l'avant-veille de l'opération, un le matin même. La malade a pris un bain de sublimé.

Opération le 8 octobre. — Anesthésie au chloroforme. On rase la vulve et on désinfecte soigneusement le champ opératoire. On fait au niveau de l'arcade crurale une incision de 15 centimètres environ divisant la peau et successivement les couches sous-jacentes jusqu'au sac herniaire, qu'on ouvre d'un coup de ciseau sur une étendue de 5 à 6 centimètres. Aussitôt on constate qu'il est rempli par une masse adipeuse grosse comme le poing, adhérente par places. C'est l'épiploon. On libère ces adhérences, on fait une ligature en X sur le pédicule de l'épiploon et on résèque l'épiploon. La face interne du sac apparaît alors formée de plusieurs cupules en nid de pigeon de diverses grandeurs. On place sur ses parois une couronne de pinces de Kocher et on va à la recherche de l'intestin. Une sonde cannelée est introduite profondément dans l'orifice fistuleux le plus inférieur, qu'on suppose aboutir dans l'intestin.

De la première incision à l'union de son tiers externe et de son tiers moyen, on fait partir une incision verticale de 12 centimètres environ, n'entamant que la peau. On tombe immédiatement, à la partie inférieure de cette incision, sur une masse de la largeur de deux doigts, dure, fibreuse, noirâtre, sanieuse, percée de plusieurs orifices par lesquels la pression de l'abdomen fait sourdre des matières intestinales et des gaz. Le doigt, introduit dans l'orifice herniaire, vérifie l'adhérence de l'intestin grêle à cette masse calleuse dont on évalue l'épaisseur à 3 centimètres. Par crainte de commettre de gros dégâts, on n'incise pas sur le doigt ainsi placé, on creuse l'incision au-dessus de ce point, en reconnaissant au passage chacune des couches qui forment sur les côtés la paroi abdominale, jusqu'au fascia transversalis. Chemin faisant, on est gêné par l'artère et la veine épigastrique qu'on lie ensemble très bas et qu'on écarte avec les deux bouts du fil pris dans une pince à forcipressure. A ce moment, sans inciser le fascia transversalis et après avoir vérifié qu'il n'y a pas d'autres fistules stercorales que celles déjà constatées, on passe par l'orifice herniaire un doigt qui va accrocher l'intestin, tirer au dehors l'anse adhérente à cette masse caséeuse et l'en dégager avec précaution. Alors on incise en travers le pont formé par la masse calleuse et on constate les faits suivants : Les trajets fistuleux partent d'un point où deux anses grêles se sont anastomosées et s'abouchent par un orifice fibreux large comme une pièce de 1 franc. L'anse intermédiaire aux deux portions d'intestin soudées, et qui joue le rôle d'un canal de dérivation long de 10 centimètres environ, forment une boucle dont les deux moitiés adhèrent ensemble. On décide alors de réséquer le canal de dérivation ainsi que le point d'abouchement d'où partent les trajets fistuleux et de faire l'entérorraphie circulaire des deux bouts de l'intestin.

Pour cela, on place une ligature en chaîne sur le pli mésentérique et on réséque toute la portion d'intestin malade. Les doigts d'un aide compriment les deux bouts d'intestin, afin d'éviter la contamination du péritoine par le contenu intestinal. On lave ensuite soigneusement les deux bouts et on les abouche par une suture à la Lembert, mais en surjet, faite avec une aiguille ordinaire de tailleur et du fil de soie très fin. On décrit deux fois le cercle en sens contraire, de façon que chaque point du premier surjet forme un X avec le point correspondant du second. On redouble de précaution et on multiplie les points au niveau de l'insertion mésentérique. On réduit le tout dans la cavité abdominale, après avoir lavé soigneusement la ligne de suture à l'eau bouillie salée très chaude. On réséque la masse calleuse fistulaire et la peau décollée. On gratte fortement avec la curette le trajet qui va s'ouvrir près de la vulve. Le sac herniaire est disséqué jusqu'à l'anus et réséqué après ligature du pédicule. On place un drain dans l'angle supérieur de la plaie, un dans l'angle inférieur et on fait à la soie forte un premier plan de suture perdue affrontant les muscles et les aponévroses de la paroi abdominale. On résèque la peau de l'angle des deux incisions cutanées que l'on ferme par une ligne unique de points séparés au fil d'argent.

Lavage au sublimé, poudre d'iodoforme, gaze et ouate antiseptique, double spica de l'aine.

On recommande à la malade de garder une immobilité absolue et de ne pas faire d'efforts. On prescrit un julep morphiné à 5 centigrammes et 2 grammes de benzonaphtol en 4 cachets. Tout aliment est supprimé. Champagne et rhum. Cathétérisme de la veine 3 fois par jour.

Le soir de l'opération, on constate une légère pâleur de la face et de la moiteur de la peau. La malade n'est pas trop fatiguée et n'accuse pas de douleurs. On ne constate pas de ballonnement du ventre. T. 37°,5. P. 90.

9 octobre. — Nuit bonne. Matin : T. 37°, P. 90. Soir : T. 37°,6, P. 90.

10 octobre. — Nuit bonne. Matin : T. 36°,7, P. 85. Soir : T. 37°,3, P. 89.

11 octobre. — Matin : T. 37°, P. 85. Soir : 37°,4, P. 87.

13 octobre. — Selle diarrhéique la nuit. T. 36°,9, P. 85.

15 octobre. — Pansement. On enlève les drains et quelques fèces. Ni douleur à la pression, ni ballonnement du ventre.

21 octobre. — On commence l'alimentation solide.

21 novembre. — Guérison complète.

OBSERVATION XIV (Résumée).

HERCZEL (1899). — *Orvosi hetilap*, Budapest, XLIII.

Opération d'une fistule stercorale résultant d'une hernie crurale droite étranglée.

Marie M..., 50 ans, remarque, dans le courant d'août 1893, l'apparition dans l'aine d'une tumeur grosse comme un œuf de poule et survenue sans cause apparente. Aucune douleur. Réduction de cette tumeur qui reparaît et disparaît trois fois de suite sans laisser de traces. Ni coliques, ni vomissements, ni constipation.

Le 2 *novembre* 1893, la malade tombe portant un panier très pesant (50 livres). La région inguino-crurale droite porte sur le bord du panier. Elle porte encore son fardeau pendant 25 pas, mais de violentes douleurs abdominales l'obligent à se mettre au lit.

Immédiatement, vomissements, grandes douleurs de ventre qui persistent jusqu'au 4 novembre. Entre temps, la malade s'était aperçue de la réapparition de la tumeur.

La région inguino-crurale devient tuméfiée, rouge et douloureuse. Le 10 novembre ouverture spontanée de la tumeur ; écoulement de liquide jaunâtre, très fétide, plus tard s'écoulèrent des parties plus solides. Soulagement de la malade. Après administration d'huile de ricin, selle normale ; mais lorsqu'il y a constipation, écoulement de matières fécales par l'orifice fistuleux. Finalement la malade s'améliore. Voici son état au 3 décembre 1893 :

Femme d'une constitution robuste, saine d'aspect. Langue peu chargée, T. 37°,4. P. à 70°, vigoureux et régulier. Poumons et cœur normaux. Abdomen non ballonné, pas de douleur à la pression.

La peau de la région inguino-crurale est rouge, excoriée par endroit, épaissie, non mobile sur les plans profonds.

A deux travers de doigt du tubercule pubien, fistule qui, par la pression, laisse s'écouler en petite quantité du liquide jaune bilieux. A côté sont deux autres petits orifices communiquant entre eux et résultant d'un abcès sous-cutané.

Opération le 19 décembre 1893. — Narcose, éther chloroforme.

On agrandit l'orifice fistuleux. Incision circulaire de la partie fistuleuse. Le canal central de la fistule, laissant passer un gros cathéter, présente peu de tendance à la guérison spontanée. On décide alors l'excision de partie intestinale perforée. Le canal de la fistule est de tous côtés libéré et on constate que l'ouverture siège au-dessous du ligament de Poupart. On ouvre la cavité abdominale, l'intestin est tiré au dehors, et des deux côtés de la fistule, à une distance de 10 centimètres, il est enserré par les doigts d'un assistant.

Les vaisseaux correspondant à la partie de l'intestin à réséquer sont saisis avec des pinces. On extirpe le canal fistuleux ainsi que 5 centimètres d'intestin de chaque côté de la perforation. Les ligatures sont faites au catgut. La suture intestinale se fait avec de la soie fine ; d'abord à travers toute l'épaisseur de la paroi intestinale et par-dessus, suture à la soie à travers la séreuse.

Le ligament de Poupart est incisé et l'intestin, après avoir été nettoyé, est rentré dans le ventre.

Deux drains dans la plaie extérieure. Pansement au sublimé.

20 *décembre.* — On enlève les drains. Nausées. Pas de vomissements, pas de douleur. T. 37°,6.

22 *décembre.* — On enlève la suture. Guérison moins l'endroit des drains. Pour la première fois viande hachée. La malade se sent bien. Pas de selle. T. 37°,6.

26 *décembre.* — Pansement à la gaze iodoformée.

28 *décembre.* — Première selle. Alimentation ordinaire.

Guérison complète le 14 janvier.

Revue au mois de juin, la malade était en parfaite santé.

Observation XV

Pousson. — *Bulletin de la Société de chirurgie*, juillet 1903.

*Fistule stercorale consécutive à une hernie crurale étranglée.
Entérectomie. Entérorraphie circulaire. Guérison.*

Marguerite G..., 73 ans, ménagère, entre dans mon service le 16 décembre pour une hernie crurale droite étranglée depuis quatre jours. État général mauvais ; faciès grippé, vomissements fécaloïdes, pouls petit, dépressible, température 36°,8. M. Micheleau, chef interne, pratique d'urgence la kélotomie et tombe sur une anse intestinale gangrénée. En présence de l'affaiblissement de la malade, il croit devoir se contenter de faire un anus contre nature.

La malade se rétablit rapidement, mais l'anus persiste, s'ouvrant par un large orifice au niveau de la région de l'aine, sans vestiges d'éperon. Après trois mois d'attente, pendant lesquels toutes les matières passent par la fistule, la santé de la malade s'étant relevée, je me décide à fermer l'orifice intestinal et j'espère pouvoir le faire par une entérorraphie latérale.

A cet effet, le 27 mars 1901, après anesthésie chloroformique, j'incise la paroi abdominale suivant une ligne courbe correspondant par son milieu à l'ouverture fistuleuse et se relevant en dedans vers l'ombilic, en dehors vers l'épine iliaque. Je détache les adhérences qui unissent le lambeau ainsi formé à l'anse malade, et j'ouvre l'abdomen. Je dois alors laborieusement séparer l'intestin fistuleux du pourtour de l'anneau crural avec lequel il est fusionné. L'anse définitivement isolée est attirée au dehors et étalée sur des compresses. Le bout supérieur a conservé son volume normal, mais le bout inférieur est affaissé et semble réduit de plus d'un demi-diamètre sur toute la longueur qui le sépare du cæcum, 25 centimètres environ. Le cæcum lui-même, vide de gaz et de matières, semble rétréci.

L'orifice de la fistule occupe plus de la moitié de la circonférence intestinale et il me paraît dès lors impossible de faire une entérorraphie latérale. Je me demande même un moment, en présence de la disproportion de volume existant entre le bout supérieur et le bout inférieur de l'intestin, si je pourrais les réunir l'un à l'autre, et j'hésite entre l'entérorraphie circulaire et l'entéro-anastomose avec le côlon ascendant. Cependant, m'étant rendu compte de l'élasticité et de l'extensibilité du segment intestinal périphérique, je me décide pour l'entérorraphie après résection de la portion malade.

Je la pratique suivant le manuel ordinaire faisant deux plans de suture à la soie, renforcés par une suture séro-séreuse. Je termine l'opération en excisant les bords cutanés de la fistule et en fermant la plaie, sauf à sa partie inférieure, par où sort une mèche de gaze, que j'ai eu soin de mettre au contact de l'intestin suturé.

SAINTIVE.   5

Les suites furent des plus simples. La malade n'eut pas la moindre élévation de température. Dès le lendemain de l'opération elle rendit quelques gaz par l'anus. Au sixième jour, après avoir été mise à la diète lactée et à une médication légèrement opiacée, elle eut une garde-robe spontanée. A ce moment je supprime la mèche de gaze et la plaie se ferme très rapidement.

Le 9 *mai*, la malade sort complètement guérie.

OBSERVATION XVI

SIKORA. — *Thèse*, Paris, 1900.

Hernie crurale étranglée sphacélée. — Anus artificiel. — Cure radicale de l'anus par l'anastomose latérale. — Guérison.

Marie D..., âgée de 37 ans, occupant le lit 19, salle Gosselin, à l'hôpital Saint-Louis.

Antécédents. — Depuis 16 ans, la malade porte une hernie crurale droite, de la grosseur d'un œuf, réductible, non douloureuse ; peu de troubles intestinaux (diarrhée passagère).

Le 16 *février* 1901, la hernie s'étrangle (vomissements, constipation, irréductibilité). La malade, vue par un médecin, le 17 février, est seulement conduite à l'hôpital dans la nuit du 18 au 19. Elle est opérée aussitôt. Les particularités de l'opération furent les suivantes : l'intestin est gris et flasque ; le sac contient un peu de liquide ; débridement facile. Au niveau du collet, l'intestin aminci avait l'épaisseur d'une feuille de papier, pas d'ulcération. Une anse intestinale de 8 à 12 centimètres de longueur est mise à découvert. Après lavage à l'eau chaude, l'intestin ne reprend ni sa coloration, ni sa consistance. Le chirurgien n'ose le réduire et le laisse sous la peau, après l'avoir fixé par 6 points au catgut. Douze heures après, l'anse, ayant conservé son même aspect flasque et noirâtre, est incisée au thermocautère.

La malade guérit alors avec un anus artificiel et reprend une alimentation ordinaire, après avoir été soumise pendant

15 jours au régime lacté absolu. L'état général s'améliorant vite, M. Ricard songe à faire la cure radicale de l'anus le 28 mars.

A cette date l'état était le suivant : la malade évacuait tout le contenu de son intestin par son anus artificiel (rien ne passait par le bout inférieur). Autour de l'anus existe une irritation de la peau des plus marquées ; elle occupe toute la région de l'aine et s'étend sur la paroi abdominale et sur la cuisse.

Première intervention (entéro-anastomose latérale) faite le 28 mars.

a) *Préparation de la malade.* — Commence 4 jours avant l'opération ; les deux derniers jours, diète lactée.

b) *Opération.* — Laparotomie médiane sous-ombilicale. On recherche les deux parties de l'anse sur laquelle se trouve l'anus. Cette recherche est assez facile ; il existe peu d'adhérence. Sur ces deux segments intestinaux afférent et efférent à l'orifice anormal, le plus près possible de celui-ci, mais en tissu sain, est établie une entéro-anastomose par le procédé ordinaire (4 plans de suture : 1 séro-séreux postérieur, 2 musculo-muqueux et séro-séreux antérieur, tout au catgut fin). Suture de la paroi en un plan au fil de bronze d'aluminium ; pas de drainage.

c) *Suites opératoires.* — Diète absolue le premier jour qui suit l'opération ; diète lactée pendant les 8 jours suivants. Pendant 12 jours, les matières continuent à passer par l'anus anormal, sans se diriger vers le rectum. Le 12e jour, on donne un lavement à la malade ; il est suivi de l'évacuation d'une certaine quantité de matières par les voies naturelles. A partir de ce moment, un lavement est donné tous les deux jours : il est toujours rendu avec des selles ; mais celles-ci ne passent toujours pas spontanément par le rectum. La malade prend alors des lavements quotidiens ; et le 24 avril, elle va normalement à la garde-robe. On cesse l'usage des lavements ; et les selles se rétablissent spontanées, par le rectum. Il persiste pourtant un écoulement par l'anus artificiel ; mais cet écoulement diminue de plus en plus et arrive à être si léger que M. Ricard songe à oblitérer l'orifice crural.

Deuxième intervention (oblitération de l'anus artificiel) faite le 2 mai 1901.

a) *Préparation.* — Diète lactée la veille de l'opération, un lavement 5 ou 6 heures avant celle-ci.

b) *Opération.* — Désinfection soigneuse de la région ; le pourtour de l'anus est touché à la teinture d'iode. Les temps opératoires ont été : une incision elliptique autour de l'anus ; puis la dissection de ses lèvres, de dehors en dedans. Elles sont assez facilement décollées, et quand la libération de la partie intestinale est jugée suffisante, on fait une 1re suture muco-muqueuse au catgut, unissant les bords de l'orifice. Une deuxième suture d'enfouissement, en surjet est placée par-dessus la première, et faite également au catgut. Enfin, 4 fils sont mis pour réunir incomplètement la plaie cutanée, de façon à laisser au centre un orifice pour une mèche de drainage.

c) *Suites opératoires.* — Pendant 3 jours la malade est constipée avec 0gr,10 d'extrait thébaïque par jour. Le 3e jour, selle spontanée par le rectum. La mèche de gaze est enlevée au bout de 48 heures et le pansement est fait de nouveau seulement le 8e jour, pour enlever les fils cutanés. A partir de ce moment, la plaie crurale bourgeonne et s'oblitère complètement ; le cours des matières est rétabli d'une façon normale. La malade sort guérie le 21e jour après sa seconde opération.

Une fracture de jambe ayant ramené la malade à l'hôpital, 5 mois après sa sortie, on a pu constater que la guérison de son anus artificiel était bien définitive.

OBSERVATION XVII (Inédite).

Dr PAUL DELBET

Anus contre nature consécutif à une hernie crurale étranglée. — Entérectomie. — Anastomose iléo-cæcale. — Mort par shock dans la nuit qui suivit l'opération.

Mme D..., entre le 6 avril 1903 à la clinique du Dr Delbet.

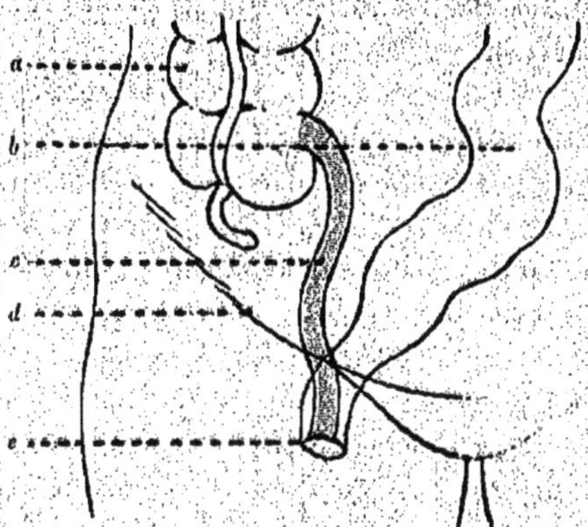

Fig. 1. — Schéma avant l'opération. — a, cæcum; b, bout supérieur; c, bout
inférieur; d, arcade crurale; e, anus crural. (Malade de M. Delbet.)

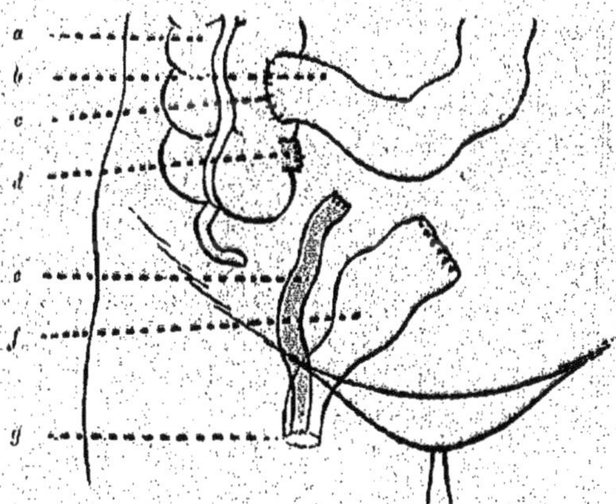

Fig. 2. — Schéma après l'opération. — a, cæcum; b, bout supérieur; c, implantation
du bout supérieur sur le cæcum; d, suture du cæcum; e et f, parties réséquées;
g, anus crural. (Malade de M. Delbet.)

Elle porte dans la région crurale droite un orifice par lequel s'écoule constamment des matières. La peau qui l'entoure est rouge violacé, ulcérée en plusieurs points. La malade ne rend ni gaz, ni matières par l'anus. Voici dans quelles conditions cet accident est survenu.

La malade a depuis 15 ans une hernie crurale droite. En février 1903, la hernie s'est étranglée. La malade a essayé de la réduire sans y parvenir. La douleur n'étant pas excessive, elle a attendu trois jours dans cet état. Le 4ᵉ jour, la rougeur des téguments est survenue en même temps que l'état général devenait grave. La malade fit appeler un médecin qui arriva le 5ᵉ jour. La peau était soulevée par un épanchement liquide ; la poche était rouge violacé ; il était évident qu'il y avait là un phlegmon stercoral par gangrène herniaire. Les médecins jugèrent que dans l'état de la malade, il n'y avait rien de mieux à faire que d'ouvrir le phlegmon et le sac, c'est ce qui fut fait. Aussitôt s'écoula du pus, de la sérosité infecte. L'état de la malade resta grave. Cependant elle put se remettre peu à peu, — mais l'anus ne présentait aucune tendance à la cicatrisation.

C'est dans ces conditions qu'on me l'amena le 6 avril.

Ainsi que nous l'avons dit, il existe dans le pli de l'aine une perte de substance profonde allongée dans le sens de l'arcade crurale. Au fond de cet infundibulum est un orifice par lequel s'écoule constamment des matières semi-liquides. La malade est faible, s'alimente mal, d'aspect cachectique.

Dans ces conditions je surseois à toute opération, la mets au lait en lui donnant trois fois par jour le paquet suivant :

Phosphate de chaux. . . 2 grammes.
Craie préparée. . . . . 1 —
Naphtol. . . . . . . 0ᵍʳ,15.
M.s. a.

Peu à peu le fond de la plaie se déterge, les excoriations diminuent. La faiblesse est toujours grande, mais il est certain que cet état va plutôt en empirant. Aucune issue de matières par l'anus. A l'examen on constate au fond de l'infundibulum un canal unique. Il n'y a donc pas lieu d'essayer de mettre l'entérotome, non plus que de faire un avivement autoplastique et je me résous à la méthode intrapéritonéale.

Opération le 2 mai.

Incision de 10 centimètres sur la paroi abdominale dont l'extrémité inférieure aboutit à 2 centimètres en dehors de l'anneau crural. Incision des plans musculaire et péritonéal. On trouve dans la paroi des plaques sphacélées et légèrement suppurées et dans le péritoine quelques fausses membranes aux environs de la partie herniée.

Voici quelle est la disposition de l'intestin. En avant, une anse d'environ 14 centimètres se porte de l'orifice herniaire au cæcum. Cette anse est affaissée et oblitérée au voisinage de l'orifice herniaire ainsi que j'ai pu le vérifier par la suite. Derrière elle et plus en dedans se trouve le bout supérieur distendu par les matières.

Que fallait-il faire ? Je voulus faire une opération idéale. L'événement démontra qu'une exclusion eût été plus favorable.

Je commençai donc, ayant garni le ventre, par dégager les deux bouts, et cela me fut assez facile. Des matières s'écoulèrent, mais sans souiller le ventre bien protégé. La torsion du mésentère déroulée, on trouve le bout inférieur oblitéré. Le bout supérieur est complètement sectionné.

Je résèque du bout supérieur tout ce qui est malade et je fais une implantation termino-latérale sur le cæcum. Le 1er plan en surjet, le 2e en points séparés.

Je résèque complètement le bout inférieur et ferme le cæcum.

Drainage. Durée de l'opération : 1 heure et demie.

La malade se réveilla difficilement, pouls incomptable.

Caféine. Sérum. Oxygène.

En somme, dans ce cas il n'y avait aucune tendance à la réparation spontanée. La malade a succombé au shock. L'exclusion eût été préférable.

Observation XVIII (Résumée).

Schwartz. — *Presse médicale*, 17 juin 1899.

*Hernie crurale droite étranglée. — Anus crural consécutif à la kélo-
tomie. — Entéro-anastomose par implantation.*

Malade opérée le 18 juin 1899 pour une hernie crurale droite
étranglée, ouverture du sac. Anse herniée fixée au dehors à
l'aide d'une mèche de gaze iodoformée traversant le mésentère.
Un anus crural s'établit les jours suivants, toutes les matières
sortent par l'orifice anormal.

A la fin d'octobre on voit très nettement deux orifices séparés
l'un de l'autre par un point intermédiaire. L'orifice du bout inférieur est en dehors et plus haut que celui du bout supérieur. La
conformation de la région interdit tout port d'appareil. Une
intervention est décidée, on se propose d'anastomoser les deux
bouts après exclusion de l'anse herniée.

L'opération est pratiquée le 17 novembre 1898.

Laparotomie latérale droite. Le cæcum, très dilaté, est rempli
de matières fécales dures et se présente dans l'incision. On le
refoule à l'aide de compresses. On voit alors la portion de l'intestin grêle qui aboutit à l'anus crural. Le bout supérieur est
très distendu. Le bout inférieur, au contraire, revenu sur lui-
même est réduit au calibre d'un gros porte-plume. Malgré cette
différence l'anastomose des deux segments est jugée possible.
On pratique, entre deux pinces, la section de l'intestin, excluant
ainsi toute la portion herniée. Les deux extrémités de ce segment
sont fermées par un double plan de suture au catgut et à la soie
fine.

Cela fait, on ferme de même l'extrémité inférieure en segment
supérieur de l'intestin grêle et on abouche à angle droit le bout
inférieur rétréci et ratatiné de l'intestin grêle. Malgré la différence de calibre, suture sur trois plans : muco-muqueuse, musculeuse et séro-séreuse. Drainage à la gaze iodoformée et fermeture de l'abdomen.

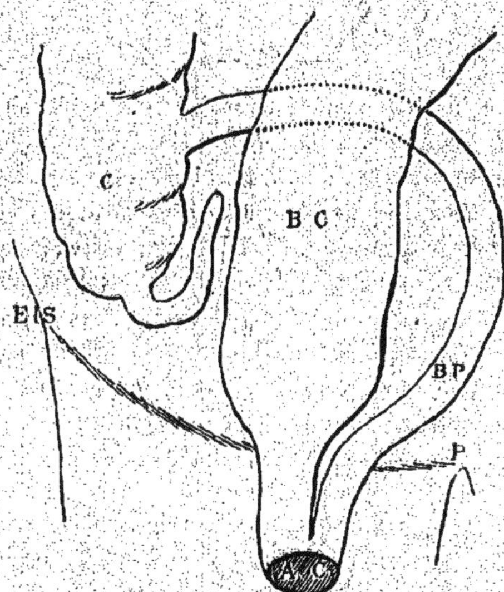

Fig. 3. — Schéma avant l'opération. — EIS, arcade crurale; C, cæcum; BC, bout central; BP, bout périphérique; AC, anus crural. (D'après Schwartz.)

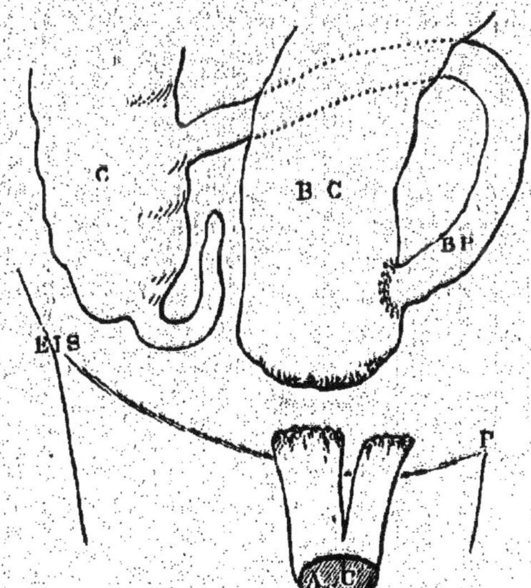

Fig. 4. — Schéma après l'opération. — EISP, arcade crurale; C, cæcum; BC, bout central; BP, bout périphérique; AC, anus crural. (D'après Schwartz.)

Le lendemain 18 novembre, la malade est en parfait état, elle rend des gaz par l'anus. Huit jours après l'intervention se produit une grande débâcle intestinale ; la malade va quatre fois à la selle dans la même journée, rendant des matières dures qui obstruaient son gros intestin. La fistule crurale tend à se fermer, on la cautérise au thermocautère. L'alimentation consiste en aliments liquides et semi-liquides : potages, œufs, pâtes, etc. Le cours des matières dans l'intestin est complètement rétabli. L'écoulement par l'orifice crural diminue et celui-ci tend à se fermer. L'alimentation redevient à peu près normale et en décembre la malade est complètement guérie.

Observation XIX

Von Eiselberg (1896). — Observation XXXVII du Mémoire de Terrier et Gonet. De l'exclusion de l'intestin, *Revue de chirurgie*, 1900.

Fistule stercorale après hernie crurale étranglée. — Exclusion. — Guérison.

Laparotomie. Résection cunéiforme de la paroi intestinale qui porte le trajet fistuleux et suture soignée. Comme l'extirpation totale de tout l'infundibulum jusqu'à l'orifice externe de la fistule paraissait trop laborieuse, ce bout intestinal fut laissé appendu à la paroi abdominale. Guérison de la plaie abdominale par première intention. La sécrétion du bout intestinal exclu était insignifiante. Cinq semaines après l'opération, la malade, guérie, quitta l'hôpital. Ce cas, au point de vue de l'exclusion intestinale, ne peut pas être comparé à d'autres cas d'exclusion vu que le mésentère de la partie intestinale exclue manquait ici, mais comme cette dernière partie fut abandonnée dans la cavité abdominale et que les matières intestinales n'y penchaient sûrement pas, j'ai cru pouvoir le rapporter ici.

Observation XX

Salinas 1898. — Observation XLIV du Mémoire de Terrier et Gonet, De l'exclusion de l'intestin, *Revue de chirurgie*, 1900.

Exclusion pour anus contre nature après hernie crurale étranglée

Le 23 *avril*, entre à l'hôpital Saint-Joseph une blanchisseuse âgée de 60 ans. Elle avait ressenti la veille, à l'occasion d'un effort considérable, une douleur très vive dans l'aine droite. La tumeur qu'elle y avait déjà depuis 10 ans augmenta, et toutes les tentatives faites par la malade pour la réduire échouèrent.

Je trouvai les signes évidents d'un étranglement d'une hernie crurale, hernie du volume d'une orange. Il fallait intervenir sans hésitation, d'autant plus que l'état général de la malade n'était pas satisfaisant.

Pendant l'intervention qui fut assez longue et surtout à partir du moment où j'eus réséqué un peu d'épiploon et 30 centimètres d'intestin grêle sphacélé, l'état général empira considérablement. Le pouls imperceptible, le refroidissement des extrémités, la respiration stertoreuse, la dilatation des pupilles, tout cela m'obligea à faire un anus anormal en suturant deux anses à la peau à la façon de deux canons de fusil. Après l'intervention pendant laquelle la sortie des matières fut abondante, j'envoyai la malade à l'hôpital Sainte-Marie où les injections de sérum artificiel et les injections hypodermiques de caféine firent un peu remonter le pouls.

En présence du rétablissement notable de la malade, je priai le Dr Feijar de me permettre de faire la cure radicale de l'anus. Je procédai à cette dernière à la fin du mois d'août. Un eczéma rebelle occupant tout le ventre m'empêcha d'opérer de meilleure heure.

Anesthésie morpho-chloroformique. Durée de l'opération : une demi-heure. J'ouvris le ventre au-dessous de l'ombilic dans l'espace de 8 centimètres ; je soulevai le grand épiploon qui touchait à la ligne opératoire et adhérait à l'anneau crural, et j'attirai les anses suturées à la peau, hors du ventre.

A la distance de 12 centimètres de l'orifice cutané, je passai autour de chaque anse une ligature de soie, puis je les ouvris, investis et appliquai à 4 centimètres les clamps de Doyen. Je coupai les deux anses entre la ligature et le clamp et suturai les deux bouts auxquels se trouvaient les deux pinces de Doyen suivant le procédé de Kocher. Puis je retirai les pinces.

Après cela je coupai le mésentère attenant aux deux bouts de l'intestin et liai les vaisseaux. Ensuite, introduisant un clamp dans un des orifices cutanés, je le poussai jusqu'au bout ligaturé. J'ouvris le clamp, je saisis cette extrémité et je retirai le bout d'intestin de sorte que sa plus grande partie sortait par l'orifice cutané. Entre temps des compresses stérilisées protégeaient la cavité abdominale. Même procédé avec l'autre portion de l'intestin. Après avoir nettoyé l'anse anastomosée, je la rentrai dans le ventre.

Sur les bouts d'intestin pendants de l'orifice de l'ancien anus, j'appliquai des ligatures à la soie qui les étranglaient le plus près possible de la peau.

Quatre jours après, j'enlevai le pansement. Les deux tronçons intestinaux liés se détachèrent. Drain à la gaze stérilisée.

Le huitième jour, lavement qui fit sortir un peu de matières. Le dixième, huile de ricin, selle abondante.

La malade m'inspira quelque inquiétude la nuit qui suivit l'opération, mais ensuite elle alla de mieux en mieux. Au milieu d'octobre, je lui enlevai encore, sans chloroforme, deux fragments d'intestin attachés à la paroi.

Au commencement de novembre, elle était guérie ; elle avait une cicatrice solide et il ne se montrait aucune tendance à la formation d'une hernie.

Observation XXI

Mémoire de M. Chaput, *Société de Chirurgie, 1894.*

Anus contre nature crural droit. Entéro-anastomose et ligature des deux bouts à la gaze iodoformée. Guérison par le Dr Chaput, chirurgien des hôpitaux.

Arthur A..., âgé de 48 ans, est atteint d'un anus contre nature à la région crurale droite qui a été établi, il y a onze mois, à l'occasion d'une hernie étranglée et gangrenée. L'opération a été faite par le Dr Damalix de Saint-Maurice; après une tentative infructueuse pour guérir le malade de son infirmité, M. le Dr Damalix m'a fait l'honneur de me l'envoyer.

A l'inspection on constate l'existence d'un orifice ovalaire dont le diamètre vertical mesure 2 centimètres et le transversal 1 centimètre. Au fond de l'orifice cutané déprimé, on aperçoit un bourrelet muqueux caractéristique. Les matières qui s'écoulent sont jaune clair, très liquides, en tout semblables au contenu de l'intestin grêle. L'orifice est situé à 2 centimètres en dessous de l'arcade crurale, l'artère fémorale se trouve un peu en dehors.

A 3 centimètres de profondeur, on constate avec le petit doigt la présence d'un éperon très saillant, épais de 1 centimètre environ. Le doigt pénètre dans les deux bouts qui divergent fortement; le bout inférieur se dirige en haut, en arrière et en dehors, le bout supérieur se dirige en dedans et en arrière.

La peau qui avoisine l'anus contre nature est excoriée par les liquides intestinaux, le passage de ces liquides sur la peau provoque des douleurs.

Le malade présente des selles normales par l'anus vrai.

La digestion est bonne, la nutrition suffisante et le malade n'est pas très amaigri.

Rien dans la poitrine. Urines normales.

Le malade n'a jamais eu de maladies antérieures. Il a eu 13 enfants dont 6 jumeaux, 7 sont encore vivants et bien portants.

Etant donné la divergence des 2 bouts, j'avais à craindre que l'entérotome, appliqué largement, ne déchirât l'intestin ou ne pinçât une autre anse interposée. L'étroitesse de l'orifice cutané m'avait empêché de vérifier avec le doigt la bonne application de l'instrument. D'autre part, des applications restreintes et modérées d'entérotome auraient nécessité plusieurs séances et une grande perte de temps. Le malade, excédé de son infirmité et désirant être guéri le plus tôt possible pour gagner sa vie et celle de sa famille, me suppliait de le guérir d'une façon rapide.

Je me décidai donc à employer le procédé suivant : le malade ayant été mis au lait exclusivement deux jours avant l'opération je fis le 5 janvier 1894 une laparotomie médiane. Après avoir ouvert le péritoine j'allai immédiatement dans la région herniaire reconnaître les deux bouts d'intestin adhérents à la paroi. Les suivant de bas en haut, je les saisis à hauteur convenable et les amenai dans la plaie abdominale. Je passai à travers le mésentère des deux anses deux sondes cannelées à 10 centimètres de distance l'une de l'autre pour empêcher les deux bouts de rentrer dans le ventre. J'exécute alors une première rangée de 10 sutures séro-séreuses accolant les deux anses sur une longueur de 8 centimètres. Une seconde rangée identique est placée au-devant de la précédente. Je fais au-devant de cette seconde rangée une incision de 4 centimètres sur chaque anse, puis une suture muco-muqueuse des lèvres postérieures, une suture muco-muqueuse des lèvres antérieures, deux étages séro-séreux sur ces mêmes mêmes lèvres antérieures, enfin je noue ensemble les sutures séro-séreuses des deux lèvres pour fermer complètement le trajet. Au lieu de couper transversalement l'intestin et d'oblitérer en cul de sac les 4 orifices, ce qui eut été très long, je préférai lier séparément les deux bouts avec une lanière de gaze iodoformée large de 2 centimètres environ et épaisse de quelques doubles.

Le ventre fut refermé sans drainage, je ne touchai pas à l'anus contre nature.

Le malade fut guéri sans complications de son opération. Il ne s'écoula plus une goutte de matière par son anus contre nature. Cet orifice se rétrécit spontanément et si rapidement qu'un mois après, quand le malade fut présenté à la Société de chirurgie (14 février 1894), il admettait à peine la pointe d'une sonde cannelée.

J'ai revu le malade le 24 mai 1894. Le trajet était presque complètement oblitéré ; il ne sécrétait qu'une goutte de liquide clair par jour. Le malade n'en était nullement incommodé et ne portait aucun pansement.

Il a repris depuis le mois de mars son métier de manouvrier.

Le malade a éliminé le 15 juin ses lanières de gaze par sa fistule. Depuis lors l'écoulement muqueux a complètement cessé.

TABLEAU RÉSUMANT LES DIVERSES OPÉRATIONS

AUTEURS	ÉTIOLOGIE	NOMBRE D'orifices	OPÉRATIONS	RÉSULTATS
Obs. I. Bonfilio Garriga.	Phlegmon stercoral.	Multiples.	Traitement médical.	Guérison spontanée.
Obs. II. Makins.	Id.	Unique.	Avivement simple et suture.	Guérison.
Obs. III. Le Dentu.	An. c. n. chirurgical.	Id.	Kentrotomie et entérorraphie latérale.	Id.
Obs. IV. Mordret.	Id.	Id.	1° 2 entérotomies avec suture. 2° Suture par procédé de Chaput (abrasion).	Résultat négatif. Guérison.
Obs. V. Boeckel.	Id.	Id.	1° Entérotomie. 2° Entérorraphie latérale.	Selles passant par voie normale. Guérison.
Obs. VI. Renou.	Id.	Id.	1° Entérotomie. 2° Entérorraphie latérale.	Résultat négatif. Guérison.
Obs. VII. Patel.	Phlegmon stercoral.	Id.	Entérectomie et entérorraphie circulaire avec le bouton de Villard.	Id.
Obs. VIII. Butler.	Id.	Id.	Entérectomie et entérorraphie circulaire avec le bouton de Murphy.	Id.
Obs. IX. Jeannin.	Id.	Id.	Entérectomie et entérorraphie circulaire par suture.	Id.
Obs. X. Jeannin.	Id.	Id.	Id.	Id.
Obs. XI. Jeannin.	Id.	Double.	Id.	Id.
Obs. XII. Ollier.	Id.	Unique.	Id.	Mort.
Obs. XIII. Ollier.	Id.	Multiples.	Id.	Guérison.
Obs. XIV. Hartzel.	An. c. n. chirurgical.	Id.	Id.	Id.
Obs. XV. Pousson.	Id.	Unique.	Id.	Id.
Obs. XVI. Sicard.	Id.	Id.	1° Entéro-anastomose latérale simple. 2° Avivement et suture.	Matières passant par la voie normale. Guérison.
Obs. XVII. Paul Delbet.	Phlegmon stercoral.	Id.	Anastomose iléo-cæcale du bout supérieur et résection totale du segment inférieur.	Mort.
Obs. XVIII. Schwartz.	An. c. n. chirurgical.	Id.	Entéro-anastomose par implantation directe du bout inférieur sur le bout supérieur et exclusion de l'anse.	Guérison.
Obs. XIX. Von Eiselberg	Non précisée.	Id.	Exclusion intestinale.	Id.
Obs. XX. Salinas.	An. c. n. chirurgical.	Id.	Id.	Id.
Obs. XXI. Chaput.	Id.	Id.	Anastomose latérale et exclusion.	Id.

CONCLUSIONS

I. L'anus contre nature correct, établi après débridement de l'anneau d'étranglement, constitue le traitement préventif de l'anus contre nature crural ; car il facilite, la fistule une fois établie, l'œuvre du chirurgien.

II. La fistule une fois constituée, l'application de l'entérotome est autorisée dans les conditions où elle est possible (éperon saillant, bouts intestinaux accolés, orifice fistuleux suffisamment large).

Ce procédé n'est pas radical, mais paraît être sans danger.

III. Lorsque l'entérotomie est impraticable, la méthode intra-péritonéale s'impose.

Dans ce cas, l'incision verticale préconisée par le P. Le Dentu doit être préférée. Elle a l'avantage d'être faite en tissus sains, et de permettre, après diagnostic exact, l'intervention choisie, quelle qu'elle soit.

IV. L'entérectomie suivie d'entérorraphie circulaire

demeure l'opération idéale. Mais elle a de nombreuses contre-indications (adhérences nombreuses, mauvais état de l'intestin, bout inférieur très rétréci, malade très affaibli).

V. Dans les cas où l'entérectomie n'a pu être appliquée, l'entéro-anastomose demeure le traitement de choix. Elle doit être faite en tissus sains.

VI. L'entéro-anastomose simple doit être préférée à l'entéro-anastomose avec exclusion, car si après anastomose simple la fistule ne guérit pas spontanément un simple avivement suffit ; après exclusion au contraire, si la fistule persiste, il faut recourir à la résection de l'anse exclue.

BIBLIOGRAPHIE

Boeckel. — *Bulletin de la Société de chirurgie de Paris*, 1890.

Bonfilio Garriga. — *Gaceta medica Catalana Barcelona*, 1891, n° 6.

Butler. — *Medical a. Surger. Monit.* Indianopolis, 1902, V.

Chaput. — Traitement de l'anus contre nature et des fistules stercorales. *Bulletin de la Société de Chirurgie*, 1894.

Paul Delbet. — *Bulletin de la Société anatomique*, 1901.

Géraud. — *Thèse*, Paris, 1902.

Guinard. — *Bulletin de la Société de Chirurgie de Paris*, 1898.

Hartmann et Gosset. — In Traité de chirurgie de Duplay et Reclus.

Jeannel. — Des fistules pyo-stercorales. *Cliniques de la Faculté de Toulouse*, 1896, II.

— Chirurgie de l'intestin.

Herezel. — *Orvosi hélitap Budapest*, 1899.

Jeannin. — *Thèse*, Lyon, 1894.

Jaboulay. — Comment on peut traiter les perforations et les gangrènes herniaires. *Province médicale.* Lyon, 1895, IX.

A. Le Dentu. — Du traitement des fistules stercorales et de l'anus contre nature. *Congrès de chirurgie*, 1895.

A. Le Dentu et Delbet. — Traité de chirurgie, t. VII.

Lejars. — Traité de chirurgie d'urgence.

Makins. — *Lancet.* London, 1896, II.

Monod et Vanverts. — Traité de technique opératoire, t. II.

Ollier. — *Thèse*, Montpellier, 1896.

Patel. — *Lyon médical*, 1901.

Pousson. — Société de Chirurgie, 1903.

Regad. — Thèse, Lyon, 1895.

Renou. — Bulletin de la Société médicale d'Angers, 1889.

Schwartz. — Presse médicale, 1899.

Terrier et Beaudoin. — La suture intestinale.

Terrier et Gosset. — De l'exclusion de l'intestin. Revue de chirurgie, 1900.

9 782016 170298